Hajer Nouira
Khouloud Rmili
Mohamed Fekih Hassen

Distiroidismo relacionado com a SARS-Cov2 em doentes de cuidados intensivos

Hajer Nouira
Khouloud Rmili
Mohamed Fekih Hassen

Distiroidismo relacionado com a SARS-Cov2 em doentes de cuidados intensivos

Incidência de distiroidismo em doentes de cuidados intensivos com pneumonia por COVID-19 e seu impacto prognóstico

Imprint

Any brand names and product names mentioned in this book are subject to trademark, brand or patent protection and are trademarks or registered trademarks of their respective holders. The use of brand names, product names, common names, trade names, product descriptions etc. even without a particular marking in this work is in no way to be construed to mean that such names may be regarded as unrestricted in respect of trademark and brand protection legislation and could thus be used by anyone.

Cover image: www.ingimage.com

This book is a translation from the original published under ISBN 978-620-6-71947-2.

Publisher:
Sciencia Scripts
is a trademark of
Dodo Books Indian Ocean Ltd. and OmniScriptum S.R.L publishing group

120 High Road, East Finchley, London, N2 9ED, United Kingdom
Str. Armeneasca 28/1, office 1, Chisinau MD-2012, Republic of Moldova, Europe
Printed at: see last page
ISBN: 978-620-8-04457-2

RESUMO E

INTRODUÇÃO

A resposta neuroendócrina desempenha um papel importante na adaptação do organismo às doenças agudas e graves. Esta resposta não é apenas um simples mecanismo de adaptação, mas também um poderoso meio de defesa destinado a preservar a vida e a manter o equilíbrio homeostático. Este fenómeno complexo orquestra uma cascata de respostas hormonais importantes, marcando o início de perturbações metabólicas e endócrinas cruciais que podem ser confundidas com verdadeiras doenças endócrinas (1,2).

Em dezembro de 2019, o mundo assistiu ao aparecimento de um novo coronavírus SARS-CoV-2 (Severe Acute Respiratory Syndrome CoronaVirus2) (3). Depois, após uma rápida e exponencialmente acelerada propagação de casos em todo o mundo, a Organização Mundial de Saúde (OMS) declarou oficialmente, em março de 2020, que se tratava de uma pandemia de grandes proporções, tanto em termos sanitários como socioeconómicos (4).

Como ponto de entrada celular, o SARS-CoV-2 utiliza a enzima conversora de angiotensina tipo 2 (ACE2). Este vírus afecta principalmente os pulmões. Clinicamente, caracteriza-se por um elevado grau de variabilidade inter-individual, variando desde uma infeção ligeiramente sintomática até uma pneumonia grave que requer oxigenoterapia (em 14-29% dos casos), ou mesmo uma forma crítica que requer transferência para a unidade de cuidados intensivos devido à síndrome de dificuldade respiratória aguda (SDRA), que pode ser fatal. (5). No entanto, em associação com uma tempestade de citocinas, a gama de perturbações associadas é muito variada (5 a 12% dos casos), incluindo perturbações do sistema endócrino (6,7).

A disfunção da tiroide foi um dos distúrbios metabólicos procurados e observados em doentes com COVID 19.

A comunidade científica internacional respondeu enormemente à pandemia da COVID-19 e realizou uma extensa investigação sobre os vários aspectos da doença, incluindo a prevenção, o diagnóstico e o tratamento. Estes estudos demonstraram que o distiroidismo associado à infeção por COVID-19 é cada vez mais frequente em ambientes de cuidados intensivos (8). No entanto, esta entidade foi descrita de forma imperfeita. Por esta razão, foi realizado um estudo prospetivo de 2 anos na unidade de cuidados intensivos do Hospital Universitário Tahar Sfar em Mahdia, com o objetivo de :

❖ Determinação da incidência de disfunção da tiroide em doentes com pneumonia por SARS-CoV-2
❖ Avaliação do seu impacto no prognóstico

MATERIAIS E METODOS

1. TIPO, LOCALIZAÇÃO E PERIODO DE ESTUDO

Este é um estudo prospetivo monocêntrico realizado na Unidade de Cuidados Intensivos Médicos do Hospital Tahar Sfar em Mahdia, com uma capacidade de 14 camas. O período de estudo decorreu entre 1 de setembro de 2020 e 31 de agosto de 2022.

2. DOENTES DO ESTUDO

2.1. Critérios de inclusão

Todos os pacientes com os seguintes critérios foram incluídos:

❖ Idade superior a 18 anos

❖ Hospitalizado na Unidade de Cuidados Intensivos Médicos por pneumonia causada por

SARS-CoV-2 e fez um exame à tiroide na admissão. A infeção com este vírus foi confirmada por reação em cadeia da polimerase com transcrição reversa (RT-PCR).

2.2 Critérios de exclusão

Excluímos :

❖ Doentes que estão a ser tratados para disthyroidism central ou periférico previamente diagnosticado ou disthyroidism autoimune

❖ Doentes com um internamento noutra unidade de cuidados intensivos superior a 72 horas

❖ Limitações dos cuidados

3. PROTOCOLO E METODO

❖ A todos os doentes que cumpriam os critérios de inclusão foi colhida uma amostra venosa de 3 cc nas primeiras 24 horas de hospitalização.

❖ As análises da tiroide incluíram determinações da hormona estimulante da tiroide (TSH) e da tiroxina livre (FT4). Estes ensaios foram efectuados por quimioluminescência num Bechman Coulter Unicel Dxi 600.

4. RECOLHA DE DADOS

❖ Os dados foram recolhidos prospectivamente em formulários específicos (concebidos para este trabalho).

❖ A partir destes ficheiros, recolhemos dados epidemiológicos, clínicos, paraclínicos, evolutivos e terapêuticos de todos os doentes.

4.1. Dados anamnésticos

❖ Sexo: masculino ou feminino

❖ Idade

❖ Co-morbilidades: hipertensão, diabetes, dislipidemia, asma, doença pulmonar obstrutiva crónica (DPOC), acidente vascular cerebral, insuficiência renal crónica, gravidez, etc.

❖ Tratamento de fundo

❖ Estado da vacinação contra a covid-19

❖ Duração dos sintomas antes da hospitalização

❖ O motivo da admissão nos cuidados intensivos

4.2. Pontuações de gravidade

❖ **A pontuação "APACHE II"** (Acute Physiology And Chronic Health Evaluation II), em 1985(9)baseia-se em 12 variáveis fisiológicas que constituem o Acute Physiology Score (APS), às quais se acrescentam a idade e certas doenças pré-existentes. Cada variável fisiológica é avaliada durante as primeiras 24 horas de hospitalização na unidade de cuidados intensivos e é pontuada numa escala que vai de 0 (intervalo normal) a 4 (valor mais anormal).

❖ **A pontuação "SAPS II** (10) (Simplified Acute Physiology Score II) foi concebida para medir a gravidade da doença em doentes admitidos em unidades de cuidados intensivos com idade igual ou superior a 18 anos. A pontuação varia de 0 a 163 pontos (tendo em conta os piores valores durante as primeiras 48 horas de hospitalização), enquanto a mortalidade prevista varia de 0 a 100%.

❖ **A pontuação SOFA** (11) "Sequential sepsis-related Organ Failure assessment" foi concebido para avaliar a disfunção orgânica relacionada com a sépsis no dia da admissão.

[22] Avalia 6 tipos de insuficiência: neurológica: avaliação do Glasgow Coma Score (GCS); respiratória: cálculo da relação PaO /FiO; hemodinâmica: avaliação da pressão arterial média e utilização de fármacos vasoactivos; hematológica: contagem de plaquetas; hepática: nível de bilirrubina; função renal: nível de creatinina em função da idade. A pontuação SOFA varia entre 0 e 24 pontos.

4.3. Parâmetros clínicos

❖ Exame clínico: (no dia da admissão nos cuidados intensivos)

➢ Sinais gerais: febre (temperatura >38,3°C) ou hipotermia (temperatura ≤ 36°C).

➢ Sinais respiratórios: frequência respiratória, sinais de luta, etc.

➢ Sinais neurológicos: o estado de consciência foi avaliado pelo GCS.

➢ Parâmetros hemodinâmicos: frequência cardíaca (FC), pressão arterial sistólica (PAS), pressão arterial diastólica (PAD)

4.4. Parâmetros paraclínicos

4.4.1. Biologia

❖ Hemograma; [leucócitos, linfócitos e plaquetas], estudo da hemostase; velocidade de protrombina (TP), estudo renal (ureia, creatinemia), ionograma (natraemia, calemia), estudo hepático: aspartato aminotransferase (ASAT), alanina aminotransferase (ALAT), gasometria arterial e marcador de inflamação: proteína C-reactiva (PCR).

❖ Os testes foram efectuados de acordo com os métodos habituais utilizados pelo Departamento de Biologia do Hospital Tahar Sfar.

Definições

❖ De acordo com a definição de BERLIM (12)A SDRA é diagnosticada quando são preenchidos os quatro critérios seguintes:

> Dificuldade respiratória que apareceu há menos de uma semana

> Radiografia ou tomografia computadorizada de tórax mostrando opacidades pulmonares bilaterais não explicadas por derrame, atelectasia ou nódulos

> Insuficiência respiratória não totalmente explicada por insuficiência cardíaca ou sobrecarga de volume

> Hipoxemia com uma relação $PaO2/FiO2 < 300$ mm Hg

São definidas três fases da SDRA:

✓ SDRA ligeira: $PaO2/FiO2$ entre 201 e 300 mm Hg com PEEP ou CPAP ≥ 5 cm H2O

✓ SDRA moderada: $PaO2/FiO2 \leq 200$ mm Hg com PEEP ≥ 5 cm H2O

✓ SDRA grave: $PaO2/FiO2 \leq 100$ mm Hg com PEEP ≥ 5 cm H2O

❖ Segundo a Sociedade Francesa de Endocrinologia, as diferentes alterações do equilíbrio da tiroide são definidas da seguinte forma

> **Hipotiroidismo frustrado** ou **hipotiroidismo subclínico**: a TSH é baixa (geralmente entre 4 e 10 mUI/L) e a FT4 é normal (entre 7,8 e 14,8pmol/L).

➢ **Hipotiroidismo primário** ou **hipotiroidismo periférico:** TSH mais elevado (> 10 mIU/L) e FT4 baixo (< 7,8 pmol/L)

➢ **Hipotiroidismo central**, **hipotiroidismo secundário** ou **insuficiência tirotropical**: O diagnóstico de lesão hipotalâmico-pituitária baseia-se no doseamento de TSH/FT4:

    ✓ O FT4 está constantemente abaixo do limiar baixo da normalidade.

    ✓ A TSH não se adapta aos níveis de FT4:

        - Quer seja baixo ou normal, isto indica uma origem hipofisária.

        - Esta encontra-se ligeiramente elevada, mas mantém-se abaixo dos 10-12 mUI/l, contrastando com um FT4 francamente baixo. Esta representação biológica sugere uma lesão do hipotálamo.

➢ **Hipertiroidismo periférico** ou **hipertiroidismo primário**: os níveis de TSH são baixos (<0,3 mIU/L) e os níveis de FT4 são elevados (>14,8 pmol/L).

➢ **Hipertiroidismo frustrado** ou **hipertiroidismo subclínico**: os níveis de TSH são baixos (<0,3 mIU/L) enquanto o FT4 é normal ou está no limite superior do normal (entre 7,8 e 14,8pmol/L).

➢ **Hipertiroidismo central:** TSH normal (0,3 - 5,6 mUI/L) ou ligeiramente aumentada, inadequada para hiperhormonemia da tiroide (> 14,8 pmol/L).

❖ de acordo com o K-DIGO 2012 (13) (*Kidney Disease: Improving Global Outcome)*, são tidos em conta dois parâmetros para estabelecer o diagnóstico de insuficiência renal aguda (IRA) e a sua classificação em estádios de gravidade: o aumento da creatinina e o volume da diurese (Quadro I).

Durante um período agudo, é impossível estimar a taxa de filtração glomerular utilizando os métodos de cálculo habituais MDRD, CKD-EPI...

Tabela I: Definição de LRA de acordo com o K-DIGO 2012

Fases da IRA	Níveis de creatinina	Diurese
1	Aumento >26 µmol/l em 48 horas **Ou** >50% em 7 dias	< 0,5 ml/kg/h durante 6 a 12 h
2	Níveis de creatinina x 2 em 7 dias	< 0,5 ml/kg/h para > 12h
3	Níveis de creatinina x 3 em 7 dias **Ou** Creatinina >354 µmol/l (40 mg/L) na ausência de um valor anterior **Ou** necessidade de iniciar diálise	< 0,3 ml/kg/h >24h **Ou** Anúria > 12 h

AKI: lesão renal aguda **K-DIGO 2012:** Doença renal: melhorar os resultados globais

4.4.2. Tomografia computorizada (TC)

A tomografia computorizada desempenha um papel fundamental no diagnóstico inicial da COVID-19 e na avaliação da extensão do envolvimento pulmonar.

Os seguintes sinais radiológicos foram considerados compatíveis com a pneumonia por COVID-19: opacidades em vidro fosco, envolvimento bilateral das lesões, distribuição periférica, envolvimento multilobar, topografia posterior das lesões, condensações parenquimatosas, aspeto de pavimentação em mosaico (14).

O dano parenquimatoso é classificado em 5 classes de acordo com a percentagem do pulmão afetado: classe 1 (ausência ou dano mínimo < 10%), classe 2 (dano moderado 10-25%), classe 3 (dano significativo 25-50%), classe 4 (dano grave 50-75%) e classe 5 (dano crítico > 75%). (15).

4.5. Parâmetros terapêuticos e evolutivos

❖ Recolhemos igualmente dados sobre os tratamentos administrados durante o período de permanência nos cuidados intensivos (corticosteróides, anticoagulação e antibióticos).

❖ Acompanhámos a evolução de todos os doentes, especificando :
  ➢ Falhas e/ou complicações agudas: falha ou sucesso do oxigénio de alto fluxo (HFO), recurso a ventilação mecânica (VM), início de choque sético ou infeção associada aos cuidados de saúde.
  ➢ Tempo de permanência nos cuidados intensivos
  ➢ Duração da ventilação mecânica invasiva
  ➢ O resultado final nos cuidados intensivos :
    ✓ Favorável: recuperação com alta para o domicílio ou transferência para outro serviço
    ✓ Morte: causa da morte

5. METODO DE ANALISE DE DADOS

Os dados foram introduzidos e analisados com recurso ao software SPSS versão 23.

5.1. Estudo descritivo

Neste estudo, as variáveis qualitativas são descritas em termos de números e percentagens. Após verificação da normalidade, as variáveis quantitativas foram expressas em termos de média aritmética (desvio padrão), moda, mediana e intervalo interquartil (IQR).

5.2. Estudo analítico

5.2.1. Estudo analítico Uni variado

O estudo comparativo entre duas variáveis qualitativas foi efectuado utilizando o teste do Qui-quadrado ou o teste de Fischer (se o tamanho de uma das quatro células for < 5).

Para as variáveis quantitativas, foi utilizado o teste t de Student ou o teste de Mann-Whitney, consoante o tipo de distribuição da variável.

5.2.2. Estudo analítico multivarietal

Foi efectuado um estudo analítico multivariado através de regressão logística binária, incluindo parâmetros para os quais a análise univariada revelou um $p<0,2$, a fim de estudar os factores associados aos distúrbios do equilíbrio da tiroide.

O nível de significância foi fixado em 0,05.

6. CONSIDERAÇÕES ETICAS

Foram respeitadas as considerações éticas, nomeadamente o anonimato e o respeito pela confidencialidade dos doentes.

RESULTADOS

1. ESTUDO DESCRITIVO DA POPULAÇÃO EM GERAL

Durante o período de estudo, 449 pacientes foram admitidos no hospital. Excluímos 85 doentes. Os motivos de exclusão foram: diagnóstico prévio de distiroidismo central ou periférico ou autoimune, internamento noutra unidade de cuidados intensivos superior a 72 horas e limitações dos cuidados.

Um total de 364 pacientes foram incluídos no nosso estudo. **A Figura 1** ilustra o fluxo de pacientes.

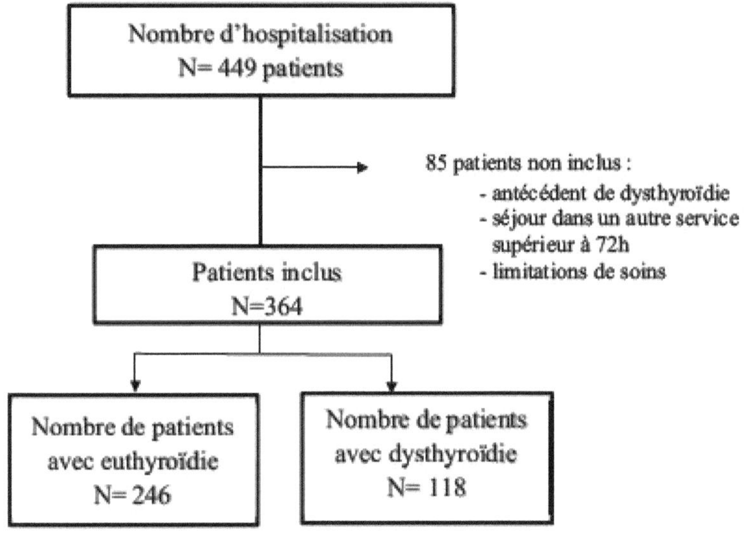

Figura 1: Fluxograma para os doentes

1.1. Idade

- ❖ A idade mediana dos doentes era de 61 anos (IQR [51-68]).
- ❖ O grupo etário mais representado foi o dos 60-69 anos, com uma percentagem de 34,9%, seguido do grupo dos 50-59 anos, com uma percentagem de 21,7% (**Figura 2**).

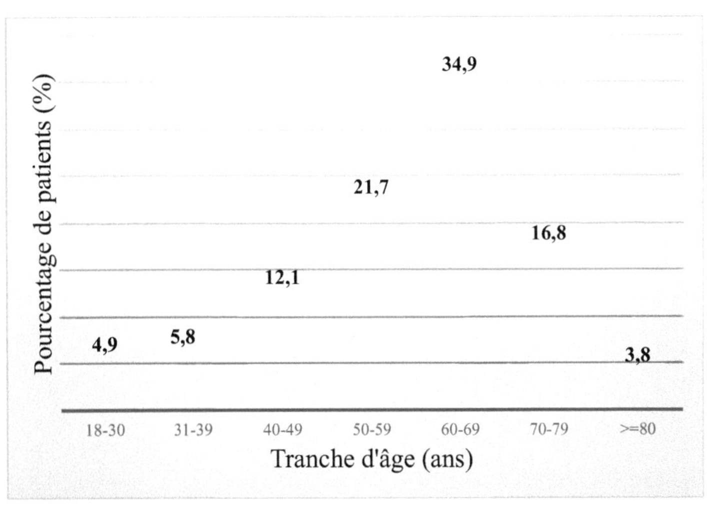

Figura 2: Repartição dos doentes por grupo etário (anos)

1.2. Género

A maioria dos doentes era do sexo masculino (207 homens (56,9%)), o que corresponde a um rácio de sexo (M/F) de 1,32 (**Figura 3**).

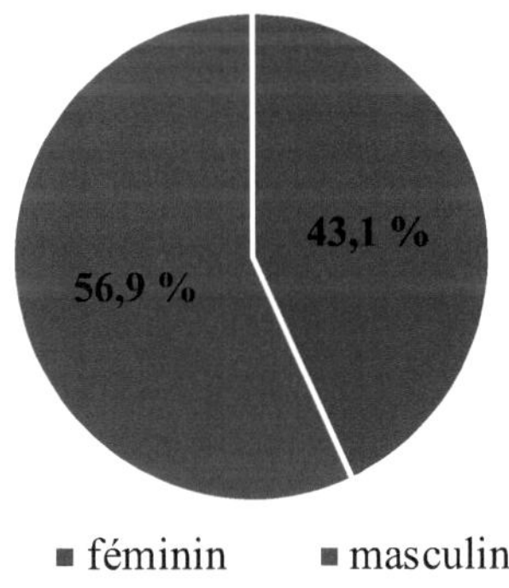

Figura 3: Repartição dos doentes por género

1.3. Historial

As comorbilidades mais frequentes foram a hipertensão (39,6%) e a diabetes (35,4%) (**Quadro II**).

Quadro II: História do doente

Antecedentes	Número (%)
HTA	144 (39,6)
Diabetes	129 (35,4)
Dislipidemia	52 (14,3)
Asma	13 (3,6)
DPOC	16 (4,4)
AVC	15 (4,1)
IRC	15 (4,1)
Vacinados contra a covid-19	44(12,1)
Gravidez	10 (2,7)

HTA: hipertensão arterial; DPOC: doença pulmonar obstrutiva crónica
AVC: acidente vascular cerebral; DRC: insuficiência renal crónica

1.4. Tratamento de fundo

Em 6,8% dos doentes, são utilizados corticosteróides de longa duração (orais e inalados) como tratamento de fundo.

Os anti-hipertensores (inibidores da ECA e bloqueadores dos receptores da angiotensina II) foram utilizados como tratamento de fundo em 22% dos doentes (**Quadro III**).

Quadro III: Utilização de corticosteróides e anti-hipertensores como tratamento de fundo

Tratamento de fundo	Número (%
Terapia com corticosteróides inalados	18 (4,9)
Terapia com corticosteróides orais	7 (1,9)
CEI/ARA2	71 (22)

ACEI= Inibidores da conversão enzimática ;
ARB2= antagonistas dos receptores da angiotensina II

1.5. Tratamento domiciliário anterior

1.5.1. Oxigenação domiciliária

Dos doentes, 45 (12,4%) estavam em oxigenoterapia (através de óculos ou máscaras de alta concentração) com um caudal médio de 4,8 ± 2,3 L/min e a duração mediana da oxigenação foi de 4 dias IQR [2,25-6,75].

1.5.2. Terapia com corticosteróides no domicílio

A terapêutica com corticosteróides foi administrada em 18 doentes (4,9%), 12 dos quais com dexametasona injetável em doses que variaram entre 6 e 8 mg/d. A duração média da utilização de corticosteróides foi de 4 ± 2 dias.

1.6. Perfil clínico

1.6.1. Motivos de admissão nos cuidados intensivos

A dificuldade respiratória foi o motivo de admissão em todos os doentes.

1.6.2. Modo de entrada

A maioria dos internamentos teve origem nos serviços de urgência (75,5%), noutros serviços hospitalares (17,3%) e noutros hospitais (7,1%).

1.6.3. A pontuação SAPS II

Na admissão, a mediana do SAPS II foi de 26 pontos IQR [19-33] (Figura 4).

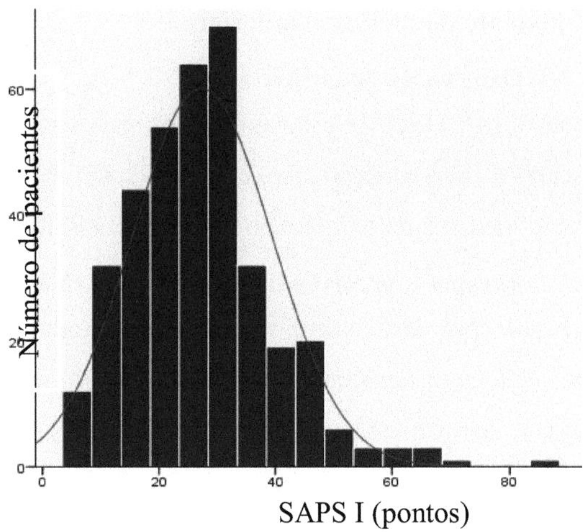

SAPS I (pontos)

Figura 4: Distribuição dos doentes de acordo com a pontuação SAPS II na admissão

1.6.4. A pontuação SOFA

Aquando da admissão nos cuidados intensivos, a mediana da pontuação SOFA foi de 4 pontos IQR [3-4] (**Figura 5**).

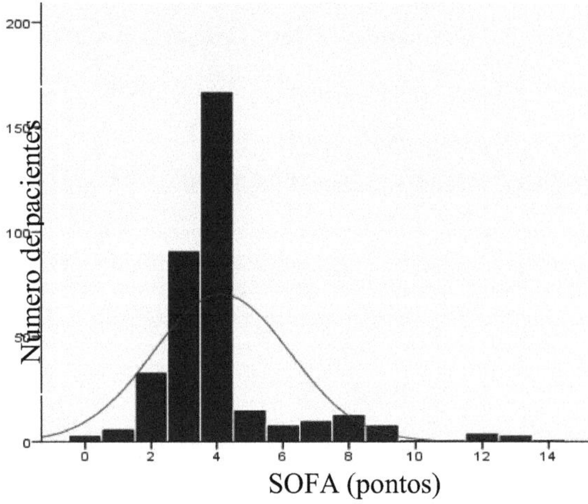

SOFA (pontos)

Figura 5: Distribuição dos doentes de acordo com a pontuação SOFA na admissão

20

1.6.5. A pontuação APACHE II

Na admissão, a mediana da pontuação APACHE II foi de 9 pontos IQR [6-13] (Figura 6).

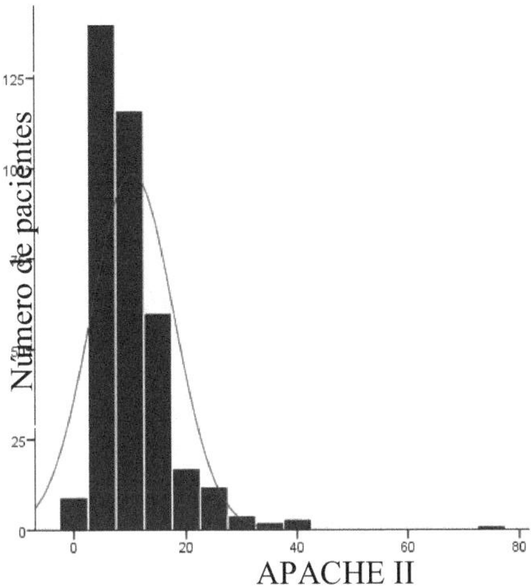

Figura 6: Distribuição dos doentes de acordo com a pontuação APACHE II na admissão

1.6.6. Duração dos sintomas antes da hospitalização

A duração dos sintomas antes da hospitalização foi de 7 dias IQR [4-10].

1.6.7. Sinais funcionais

Os sintomas iniciais variaram muito (Quadro IV).

1.6.7.1. Sinais respiratórios

Os sintomas respiratórios eram dominados pela dispneia em 91% dos casos, seguida pela tosse em 60%.

1.6.7.2. Sinais digestivos

Os sintomas digestivos incluíam diarreia em 7% dos casos e vómitos em 5%.

1.6.7.3. Sintomas neurosensoriais

Os sintomas neurosensoriais foram apresentados por cefaleias em 15% dos casos.

1.6.7.4. Sinais gerais

A febre esteve presente em 52% dos casos.

Tabela IV: Distribuição dos sinais funcionais nos doentes sintomáticos

Os sintomas	Número (%)
Dispneia	328 (91)
Tosse	218 (60)
Dor no peito	16 (4)
Rinorreia	9 (3)
Odinofagia	6 (2)
Diarreia	26 (7)
Vómitos	17 (5)
Dor abdominal	13 (4)
Dores de cabeça	54 (15)
Anosmia	8 (2)
Agueusia	7 (2)
Outras perturbações neurológicas	13 (4)
Febre	186 (52)
Astenia	183 (51)
Artralgias - mialgias	59 (16)

1.7 Exame clínico

1.7.1. Exame de acesso

Na admissão, 24 doentes (6,6%) estavam em choque (**Tabela II**).

Quadro V: Exame dos doentes à entrada

	Número (%)
Febre	35 (9,6)
CDE	24 (6,6)
Coma	39 (11)

CDE: estado de choque

1.7.2. Formulários clínicos

A maioria dos doentes teve SDRA grave (54% dos casos), enquanto 6 doentes não desenvolveram SDRA (**Tabela VI**).

Quadro VI: Distribuição dos doentes de acordo com a classificação de Berlim

SDRA	Número (%)

SDRA ligeira	28 (7,7)
SDRA moderada	137 (37,6)
SDRA grave	193 (53)
Sem SDRA	6 (1,7)

SDRA= Síndrome de dificuldade respiratória aguda

1.8. Perfil paraclínico

1.8.1. Eletrocardiograma

Sete doentes (1,9%) apresentavam uma perturbação do ritmo do tipo taquiarritmia de fibrilhação auricular completa (CAFAT).

1.8.2. Radiologia

Neste estudo, foram efectuados exames de TC torácica em 254 doentes (69,8%). O envolvimento pulmonar foi predominantemente grave ou significativo, em 38,9% e 33% dos casos, respetivamente.

A figura 7 ilustra a extensão das lesões encontradas na tomografia computorizada.

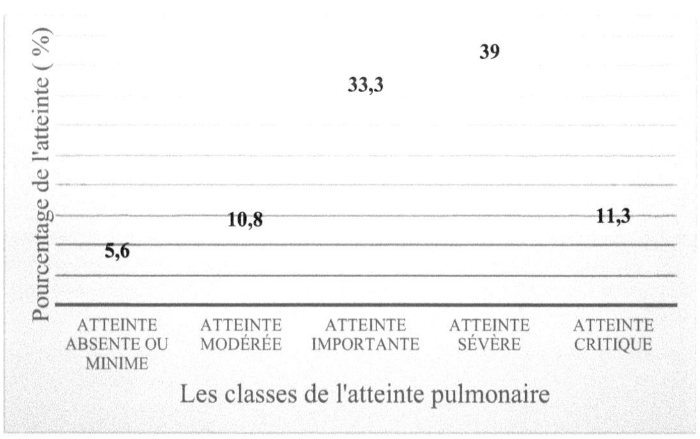

Figura 7: Extensão das lesões pulmonares na tomografia computorizada

1.8.3. Biologia

1.8.3.1. Contagem de sangue

A contagem de glóbulos brancos era normal em 52,2% dos doentes.

Cento e sessenta e seis doentes (45,6%) apresentavam hiperleucocitose e 8 doentes (2,2%) apresentavam leucopenia (**Quadro VII**).

A linfopenia foi observada em 332 doentes (91,2%).

Os níveis de plaquetas estavam dentro dos limites normais em 75,8% dos casos, a trombocitopenia estava presente em 32 doentes (8,8%) e 56 doentes (15,4%) tinham trombocitose.

1.8.3.2. Análise da hemostase

O TP era baixo em 65 doentes (17,9%).

1.8.3.3. Marcador de inflamação

A PCR era superior a 6 mg/L em 360 doentes (98,9%), com uma mediana de 114 mg/L [68,25-170].

1.8.3.4. Testes da função hepática

Os níveis de ASAT e ALAT estavam aumentados em 167 doentes (45,9%) e 157 doentes (43,1%), respetivamente.

1.8.3.5. Função renal

Verificámos um aumento dos níveis de ureia em 173 doentes (47,5%) e de creatinina em 44 doentes (12,1%).

1.8.3.6 Ionograma sanguíneo

A natraemia era normal em 189 doentes (51,9%) e 44,2% dos doentes apresentavam hiponatrémia.

A calemia era normal em 82,1% dos doentes e a hipocalemia foi observada em 16,8% dos doentes.

1.8.3.7. Gás no sangue

❖ A mediana do pH foi de 7,43 IQR [7,39- 7,46].

❖ A mediana da PaCO2 foi de 36 mm Hg IQR [32- 41].

❖ A mediana da relação PaO2/FiO2 foi de 97 IQR [74-142].

Quadro VII: Dados biológicos aquando da admissão na unidade de cuidados intensivos

Variáveis biológicas

Glóbulos brancos (elementos/mm³)	Mediana/IQR	*10580*	[7500-15030]
Linfócitos (elementos/mm³)	Mediana/IQR	800	[600- 1047]
Inserções (elementos/mm³)	Média/desvio-padrão	292760	± 115381
TP (%)	Mediana/IQR	91%	[75-100]
PCR (mg/L)	Mediana/IQR	114	[68,25-170]
ASAT (UI/L)	Mediana/IQR	34	[24-53]
ALT (UI/L)	Mediana/IQR	32	[20-52]
Ureia (mmol/L)	Mediana/IQR	7,1	[5,125-10]
Creatinina (µmol/L)	Mediana/IQR	63	[51-81]
Natraemia (mmol/L)	Mediana/IQR	136	[133-139]
Calemia (mmol/L)	Mediana/IQR	4	[3,7-4,37]
pH	Mediana/IQR	7,43	[7,39-7,46]
PaO2 (mm Hg)	Mediana/IQR	77	[66-94]
PaCO2 (mm Hg)	Mediana/IQR	36	[32-41]
⁻HCO3 (mmol/L)	Mediana/IQR	24	[21-26,7]
₂sO (%)	Mediana/IQR	96	[93-98]
Lactatos (mmol/L)	Mediana/IQR	2	[1,5-2,6]

TP: Taxa de protrombina; PCR: Proteína C-reactiva; ALAT: Alanina aminotransferase; ASAT: Aspartato aminotransferase; pH: Potencial hidrogeniónico; PaO2: Pressão parcial de oxigénio; PaCO2: Pressão parcial de dióxido de carbono; HCO3 Bicarbonato; sO2 Saturação de oxigénio.

1.8.3.8. Avaliação da tiroide

No nosso estudo, 118 (32,4%) doentes apresentavam uma perturbação do equilíbrio da tiroide. O hipertiroidismo foi encontrado em 105 casos (89%), enquanto o hipotiroidismo foi registado em 13 casos (11%).

A figura 8 ilustra a classificação dos distúrbios da tiroide identificados.

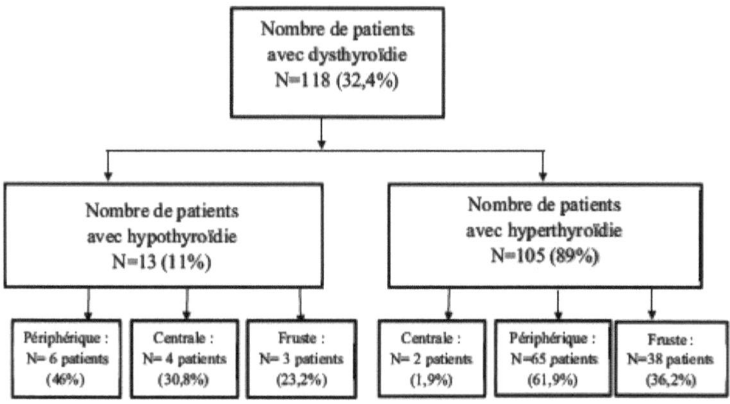

Figura 1Classificação dos distúrbios da tiroide

1.9. Perfil terapêutico

❖ A forma de oxigenoterapia mais utilizada foi a OHD (73,1% dos casos).

❖ As sessões em decúbito ventral foram efectuadas em 65,7% dos casos.

❖ A anticoagulação foi prescrita em todos os doentes, exceto em 7, e foi dividida, de acordo com a dose, em anticoagulação curativa e preventiva.

❖ A anticoagulação foi preventiva em 71,4% dos casos e curativa em 28,6% (**Quadro VIII**).

Quadro VIII: Tratamento de doentes com covid-19 nos cuidados intensivos

O tratamento	Número (%)
OHD	266 (73,1)
NVI	78 (21,4)
VMI	47 (12,9)
Duração média (dias)	11 ± 6 dias
DV	239 (65,7)
Dexametasona	290 (79,7)
Anticoagulação :	

• preventivo	255 (71,4)
• curativo	102 (28,6)
Terapia antibiótica	78 (21,4)

OHD = oxigénio de alto fluxo
VNI=ventilação não invasiva; VMI=ventilação mecânica invasiva
DV= posição prona

✚ Evolução:

Durante o internamento na unidade de cuidados intensivos, 131 doentes (41,3%) foram entubados secundariamente. Destes, 120 doentes (91,6%) foram curarizados para otimizar a ventilação, com uma duração média de ventilação mecânica de 9 dias IQR [3-15].

1.10. Complicações

1.10.1. Complicações infecciosas

Cento e sessenta e três pacientes desenvolveram uma infeção nosocomial, complicando o choque sético em 113 (31%).

Os tipos de infecções nosocomiais são apresentados na **Figura 9**:

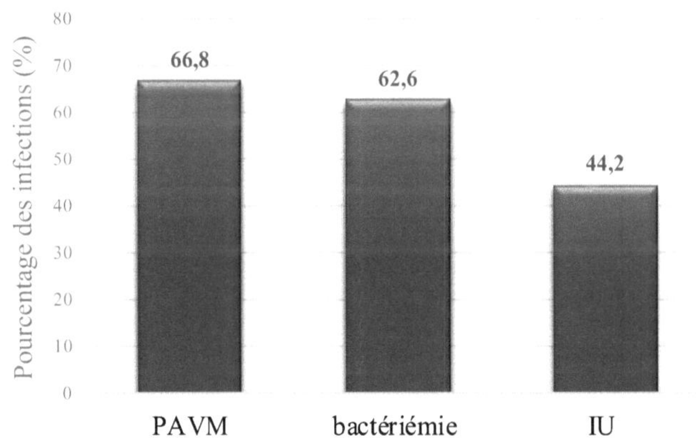

AVP : Doença pulmonar adquirida associada ao ventilador; ITU: infeção do trato urinário

Figura 9: Infecções associadas aos cuidados de saúde

1.10.2. Complicações do barotrauma

O pneumotórax ocorreu em 29 pacientes (8%) e 13 pacientes (3,6%) desenvolveram pneumomediastino.

1.10.3. Complicações tromboembólicas

A embolia pulmonar (EP) foi diagnosticada em 10 doentes (2,7%).

Seis doentes desenvolveram tromboflebite e um doente sofreu um acidente vascular cerebral durante os cuidados intensivos.

1.10.4. Complicações metabólicas

A insuficiência renal foi observada em 82 doentes (22,5%), dos quais 28 (34,1%) efectuaram sessões de hemodiálise.

1.11. Duração da estadia

A mediana do tempo de internamento foi de 11 dias IQR [5,25-18].

1.12. Questão

No nosso estudo, a mortalidade foi de 42,3%. As principais causas de morte foram a hipoxémia refractária (53,9%) e o choque refratário (34,9%) (Figura 10).

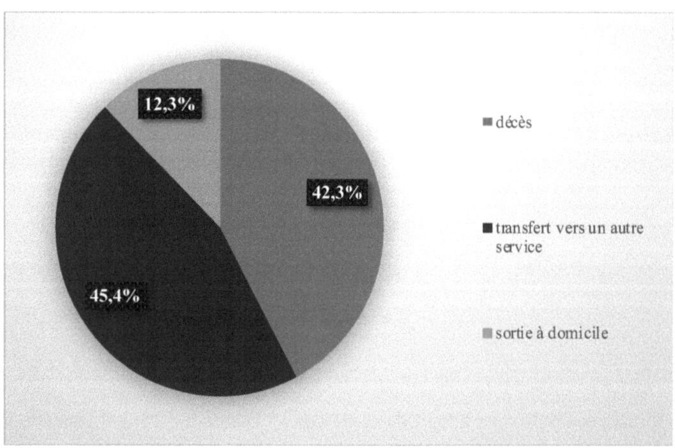

Figura 10: Resultados para os doentes

2. ESTUDO ANALITICO

2.1. O impacto prognóstico do distiroidismo associado à infeção por COVID-19

2.1.1. Estudo analítico univariado

2.1.1.1. Idade e sexo

Não foram encontradas diferenças significativas entre o grupo "Distiroidismo" e o grupo "Eutiroidismo" (**Tabela IX**).

Tabela IX: Comparação da idade e do género entre os dois grupos "Distiroidismo" e "Eutiroidismo".

	Eutiroidismo N= 246	Distiroidismo N= 118	p
Idade (anos) Mediana/IQR	61 [51-68]	59,5 [49-67,25]	0,326
Homens n, (%)	137 (55,7)	70 (59,3)	0,513

2.1.1.2. Historial

As comorbilidades foram semelhantes nos dois grupos (**Tabela X**).

Tabela X: Comparação das histórias entre os grupos "Distiroidismo" e "Eutiroidismo

Antecedentes	Eutiroidismo N= 246	Distiroidismo N= 118	p
HTA n (%)	97 (39,4)	47 (39,8%)	0,942
Diabetes n (%)	81 (32,9)	48 (40,7%)	0,148
Dislipidemia n (%)	34 (13,8)	18 (15,3)	0,715
Asma n (%)	10 (4,1)	3 (2,5%)	0,560
DPOC n (%)	10 (4,1)	6 (5,1)	0,657
Acidente vascular cerebral n (%)	11 (4,5)	4 (3,4)	0,782

IRC n (%)	9 (3,7)	6 (5,1)	0,576
Vacinados contra a covid-19 n (%)	27 (11)	17 (14,4)	0,347
Gravidez n (%)	6 (2,4)	4 (3,4)	0,733

HTA= hipertensão arterial; DPOC= doença pulmonar obstrutiva crónica
AVC=Acidente Cerebrovascular; DRC=Insuficiência Renal Crónica

2.1.1.3. Tratamento de fundo

Não se observou diferença significativa entre os dois grupos no que respeita à utilização de corticosteróides ou de fármacos anti-hipertensores **(IECA/ARB2) (Tabela XI)**.

Quadro XI: Comparação do tratamento de fundo entre os dois grupos "Distiroidismo" e "Eutiroidismo

Tratamento de fundo	Eutiroidismo N= 246	Distiroidismo N= 118	p
Corticosteróides inalados n (%)	11 (4,5)	7 (6)	0,535
Corticosteróides orais n (%)	5 (2)	2 (1,7)	0,986
IEC/ARA2 n (%)	51 (22,7)	20 (20,2)	0,621

ARB2: Antagonistas dos receptores da angiotensina II; IECA: Inibidores da enzima de conversão

2.1.1.4. Tratamento domiciliário anterior

A oxigenoterapia e a utilização de corticosteróides no domicílio nos dois grupos de estudo não apresentaram diferenças significativas (**Tabela XII**).

Quadro XII: Tratamento antes da hospitalização

	Eutiroidismo N= 246	Distiroidismo N= 118	p
O2 em casa n (%)	30 (12,2)	15 (12,7)	0,889
Terapia com corticosteróides n (%)	11 (4,5)	7 (5,9)	0,574

 Pontuação da gravidade

❖ O score SAPS II foi significativamente mais elevado no grupo de doentes com distiroidismo: 29 IQR [20,75-39] vs 24 IQR [18-32]; p=0,004 **(Figura 11).**

❖ A pontuação SOFA foi significativamente diferente entre os dois grupos **(Tabela XIII).**

Tabela XIII: Comparação das pontuações de gravidade da admissão nos dois grupos

Pontuações de gravidade Na admissão	Eutiroidis mo N= 246	Distiroidis mo N= 118	p
SOFA Mediana/ [IQR]	4 [3-4]	4 [3-5]	0,005
SAPS II Mediana/ [IQR]	24 [18-32]	29 [20,75-39]	0,004
APACHE II Mediana/ [IQR]	9 [6-12]	10 [6-14]	0,103

SAPS II: Simplified Acute Physiology Score II; SOFA: Sequential sepsis-related Organ Failure assessment; APACHE II: Acute Physiology And Chronic Health Evaluation II

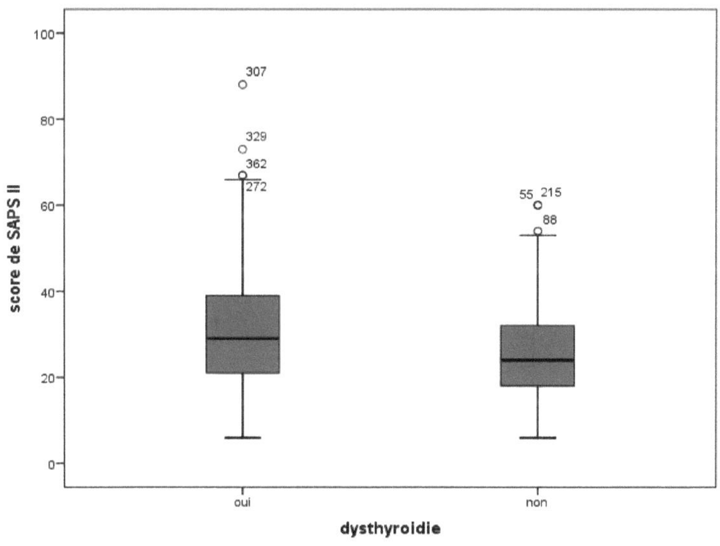

Figura 11: Comparação da pontuação SAPS II entre os grupos "eutiroidismo" e "distiroidismo

2.1.1.6. Duração dos sintomas antes da hospitalização

A duração foi comparável nos dois grupos (**Quadro XIV**).

Quadro XIV: Comparação da duração dos sintomas antes da hospitalização entre os dois grupos

	Eutiroidis mo N= 246	Distiroidis mo N= 118	p
Duração (dias) Mediana/IQR	7 [4-10]	7 [4-10]	0,172

2.1.1.7 Sinais funcionais

Não houve diferença significativa nos sinais funcionais entre os dois grupos (**Tabela XV**).

Tabela XV: Distribuição dos sinais funcionais nos dois grupos

Os sintomas	Eutiroidis mo N= 246	Distiroidis mo N= 118	p
Tosse n (%)	143(58,6)	75(64,1)	0,318
Dispneia n (%)	219(89,8)	109(93,2)	0,293
Dor no peito n (%)	12(4,9)	4(3,4)	0,517
Rinorreia n (%)	8(3,3)	1(0,9)	0,281
Odinofagia n (%)	4(1,6)	2(1,7)	0,986
Diarreia n (%)	18(7,4)	8(6,8)	0,853
Vómitos n (%)	14(5,7)	3(2,6)	0,183
Dor abdominal n (%)	10(4,1)	3(2,6)	0,560
Dor de cabeça n (%)	39(16)	15(12,8)	0,430
Anosmia n (%)	6(2,5)	2(1,7)	0,910
Agueusia n (%)	6(2,5)	1(0,9)	0,435
Outras perturbações neurológicas n (%)	11(4,5)	2(1,7)	0,237
Febre n (%)	131(53,7)	55(47)	0,235
Astenia n (%)	125(51,2)	58(49,6)	0,768
Artralgia-mialgia n (%)	40(16,4)	19(16,2)	0,970

2.1.1.8. Exame clínico

Não se registou qualquer diferença significativa entre os dois grupos
(**Quadro XVI**).

Tabela XVI: Comparação dos parâmetros clínicos entre os dois grupos

Os parâmetros	Eutiroidismo N= 246	Distiroidismo N= 118	p
Temperatura (°C) Mediana/IQR	37 [37-37,6]	37 [36,77-38]	0,456
FC (bpm) Média/desvio-padrão	87,26 ± 19,08	91,58 ± 21,58	0,063
PAS (mm Hg) Mediana/IQR	130 [120-140]	130 [120-140]	0,714
PAD (mm Hg) Mediana/IQR	70 [70-80]	70 [60-80]	0,175
EDC n (%)	11(4,5)	13(11,1)	0,17

FC= frequência cardíaca; PAS= pressão arterial sistólica
DBP= pressão arterial diastólica; DSC= estado de choque

2.1.1.9. Síndrome da angústia respiratória aguda

As formas de SDRA foram semelhantes entre os dois grupos (Tabela
XVII).

Tabela XVII: Comparação das formas de SDRA nos dois grupos

SDRA	Eutiroidismo N= 246	Distiroidismo N= 118	p
SDRA Ligeira n (%)	20 (8,1)	8 (6,7)	0,98
SDRA moderada n (%)	97 (39,4)	40 (33,9)	0,9
SDRA grave n (%)	124 (50,4)	69 (58,5)	0,15
Sem SDRA n (%)	5 (2,1)	1 (0,9)	0,053

SDRA: síndrome do desconforto respiratório agudo

2.1.1.10. Tomografia computorizada do tórax

A extensão das lesões pulmonares na TC foi semelhante entre os dois
grupos (**Quadro XVIII**).

Tabela XVIII: Comparação do envolvimento pulmonar na TC entre os dois grupos

Classes de envolvimento pulmonar	Eutiroidismo N= 170	Distiroidismo N= 84	p
Danos mínimos n (%)	8 (72,7)	3 (27,3)	0,676
Deficiência moderada n (%)	13 (61,9)	8 (38,1)	0,609
Deficiência significativa n (%)	44 (67,7)	21 (32,3)	0,879
Doença grave n (%)	51 (67,1)	25 (32,9)	0,969
Deficiência crítica n (%)	15 (68,2)	7 (31,8)	0,896

2.1.1.11. Biologia

❖ A mediana da contagem de glóbulos brancos foi significativamente mais elevada no grupo "Distiroidismo"; 11830 /mm³ [7700-16887,5] vs 9980 /mm³ [7497,5-13960]; p=0,025.

❖ A mediana da contagem de linfócitos foi significativamente mais baixa no grupo "Distiroidismo"; 735/mm³ [600-952,5] vs 800/mm³ [600- 1100]; p=0,029 **(Quadro XIX)**.

Tabela XIX: Comparação dos dados biológicos à admissão entre os dois grupos

Variáveis biológicas	Eutiroidismo N= 246	Distiroidismo N= 118	p
Glóbulos brancos (elementos/mm³) Mediana/IQR	*9980* [7497,5 - 13960]	11830 [7700 - 16887,5]	0,025
Linfócitos (elementos/mm³) Mediana/IQR	800 [600 - 1100]	735 [600 - 952,5]	0,029
Inserções (elementos/mm³) Média/desvio-padrão	293313,01 ±115388,37	291610,17± 115850,63	0,895
TP (%) Mediana/IQR	93 [77,75 - 100]	85 [73 - 98]	0,008
PCR (mg/L) Mediana/IQR	110 [65 - 165,5]	119 [70 - 188]	0,235
ASAT (UI/L) Mediana/IQR	33 [24 - 49]	36,5 [24 - 64,75]	0,075

ALT (UI/L) Mediana/IQR		*31,5* [19 - 50]	33[21,75-58,25]	0,357
Ureia (mmol/L) Mediana/IQR		7 [5 - 9,17]	8 [5,9 - 11,1]	0,031
Creatinina (μmol/L) Mediana/IQR		61 [50 - 78]	67,5 [53 - 92,25]	0,066
Natraemia (mmol/L) Mediana/IQR		136 [133 - 138,5]	137[134 - 139]	0,258
Calemia (mmol/L) Mediana/IQR		4 [3,68 - 4,35]	4[3,74 - 4,38]	0,345
pH Mediana/IQR		7,43 [7,39 - 7,46]	7,42 [7,36 - 7,46]	0,082
PaO2 (mm Hg) Mediana/IQR		78 [68 - 94]	72 [64,75 - 95,25]	0,195
PaCO2 (mm Hg) Mediana/IQR		36 [32 - 40]	37 [32,75 - 43]	0,139
$^-$HCO3 (mmol/L) Mediana/IQR		24 [21,2 - 26,7]	24 [21 - 27]	0,469
$_2$SO (%) Mediana/IQR		96 [94 - 98]	95 [91 - 97,25]	0,061
Lactatos (mmol/L) Mediana/IQR		1.9 [1,4 - 2,5]	2,05 [1,57 - 2,6]	0,056

TP: Taxa de protrombina; PCR: Proteína C-reactiva; ALAT: Alanina aminotransferase;

ASAT: aspartato aminotransferase; pH: potencial hidrogeniónico; PaO2: pressão parcial de oxigénio;

$^-{}_2$: PaCO2: Pressão parcial de dióxido de carbono; HCO3 Bicarbonato; sO Saturação de oxigénio

2.1.1.12. Tratamento recebido nos cuidados intensivos

2.1.1.12.1. Assistência respiratória não invasiva

❖ A utilização de MHC foi comparável entre os dois grupos; "eutiroidismo" (31,7%) vs "distiroidismo" (33,9%); p=0,676.

❖ A DHE foi mais utilizada no grupo "Eutiroidismo"; 76,8% vs 65,3% com uma diferença significativa; p= 0,02.

❖ A utilização de VNI foi comparável entre os dois grupos (18,7% vs 27,1%); p= 0,067 (**Tabela XX**).

2.1.1.12.2. Assistência respiratória invasiva

O grupo "Distiroidismo" necessitou de mais IMV com uma diferença significativa (19,5% vs 9,8%; p = 0,01), com uma duração comparável entre os dois grupos; 10 dias IQR [4 - 18] vs 9 dias IQR [5 - 15]; p = 0,847.

2.1.1.12.3. Decúbito ventral (DP)

A posição prona foi mais frequentemente utilizada no grupo "Distiroidismo" (67,8% vs 64,6%), embora a diferença não tenha sido significativa entre os dois grupos; p=0,552.

Quadro XX: Comparação dos modos de ventilação entre os dois grupos

Métodos de oxigenação	Eutiroidismo N= 246	Distiroidismo N= 118	p
MHC n (%)	78 (31,7)	40 (33,9)	0,676
OHD n (%)	189 (76,8)	77 (65,3)	0,02
NAV n (%)	46 (18,7)	32 (27,1)	0,067
VMI n (%)	24(9,8)	23(19,5)	0,01
Duração (dias) Mediana/IQR	9 [5-15]	10 [4-18]	0,847
Curare n (%)	21 (91,3)	20 (90,9)	1
DV n (%)	159 (64,6)	80(67,8)	0,552

MHC= máscara de alta concentração; OHD= oxigénio de alto fluxo
VNI=ventilação não invasiva; VMI=ventilação mecânica invasiva; Prona=posição de decúbito

2.1.1.12.4. Terapia com corticosteróides

❖ A dexametasona foi prescrita em 84,6% dos doentes com um perfil tiroideu normal, em comparação com 69,5% no grupo distiroideu; p=0,001.

❖ A metilprednisolona foi utilizada significativamente mais no grupo "Distiroidismo"; 57,6% vs 43,9% com p= 0,014.

2.1.1.12.5. Anticoagulação

❖ Não houve diferença significativa entre os dois grupos estudados no que diz respeito à natureza da anticoagulação (**Tabela XXI**).

Tabela XXI: Comparação da natureza da anticoagulação entre os dois grupos

Anticoagulação	Eutiroidismo N= 243	Distiroidismo N= 114	p
Curativo n (%)	71 (29,2)	31 (27,2)	0,08
Preventivo n (%)	172 (70,8)	83 (72,8)	

2.1.1.12.6. Antibioticoterapia

O tratamento com antibióticos foi prescrito mais frequentemente no grupo "Distiroidismo" (22,9%) em comparação com 20,7% no grupo "Eutiroidismo", embora a diferença não tenha sido significativa (p=0,64).

2.1.1.12.7. Utilização de catecolaminas

$^{-3}$A introdução de fármacos vasoactivos foi mais frequente no grupo "Distiroidismo" (55,1% vs 32,4%); p < 10 .

2.1.1.13. Duração da estadia

O tempo de permanência na unidade de cuidados intensivos foi comparável entre os dois grupos, com p= 0,33 (**Tabela XXII**).

Quadro XXII: Comparação da duração do internamento entre os dois grupos

	Eutiroidismo N= 246	Distiroidismo N= 118	p
Duração do internamento nos cuidados intensivos (dias) Mediana/IQR	11 [5-17]	11 [6-20]	0,330

2.1.1.14. Complicações

❖ A taxa de infecções nosocomiais foi significativamente mais elevada no grupo "Distiroidismo": 67 doentes (56,8%) em comparação com 96 doentes (39%);

p= 0,001.

O mesmo se aplica ao choque sético: 55 (46,6%) vs 58 (23,6%); p < $10^{-3.}$

❖ Não houve diferença significativa entre os dois grupos estudados em termos de complicações tromboembólicas.

❖ O grupo "Distiroidismo" desenvolveu IRA de forma significativamente mais frequente durante o internamento nos cuidados intensivos. De facto, 30,5% deste grupo desenvolveram esta complicação, ao passo que esta só se verificou em 18,7% do grupo "Eutiroidismo" (p=0,012).

❖ As principais complicações são apresentadas no **Quadro XXIII**.

Tabela XXIII: Comparação das complicações entre os dois grupos

Complicações	Eutiroidismo N= 246	Distiroidismo N= 118	p
Infecções nosocomiais n (%)	96 (39)	67 (56,8)	0,001
ICD séptica n (%)	58 (23,6)	55 (46,6)	$< 10^{-3}$
Embolia pulmonar n (%)	7 (2,8)	3 (2,5)	0,98
IRA n (%)	46(18,7)	36 (30,5)	0,012
Hipocaliémia n (%)	17 (6,9)	14 (11,9)	0,113
Hipercalemia n (%)	10 (4,1)	9 (7,6)	0,153
Hiponatremia n (%)	11 (4,5)	2 (1,7)	0,237
Hipernatremia n (%)	10 (4,1)	4 (3,4)	1
Citólise n (%)	6 (2,4)	4 (3,4)	0,733

IRA= Insuficiência Renal *Aguda*; SH= Choque

2.1.1.15. Perturbação do ritmo

O TACFA foi encontrado com menos frequência no grupo "Distiroidismo" (5,1%) do que no grupo "Eutiroidismo" (6,9%), embora a diferença não tenha sido significativa; p= 0,503.

2.1.1.16. Mortalidade

A taxa de mortalidade foi mais elevada no grupo "Distiroidismo" com uma diferença estatisticamente significativa; 63 (53,4%) vs 90 (36,7%) com p= 0,003.

2.1.2. Estudo analítico multivarietal

Na análise multivariada, a terapêutica com corticosteróides e a anticoagulação preventiva foram factores independentemente associados ao distiroidismo (Tabela XXIV).

Tabela XXIV: Análise multivariada dos factores preditivos da ocorrência de distiroidismo associado à infeção por COVID-19

Parâmetros	p	OU	IC 95%
Terapia com corticosteróides	0,045	*0,033*	0,001 - 0,932

| Anticoagulação | 0,013 | *61,38* | 2,422 - 1556,02 |

DISCUSSÃO

A COVID-19 é uma doença multissistémica causada pela infeção pelo SARS-CoV-2. É geralmente pouco sintomática, sendo os problemas respiratórios o aspeto mais grave. Pode ser fatal, e os doentes seropositivos para a COVID-19 podem apresentar sintomas ligeiros ou mesmo insuficiência respiratória hipóxica grave com alteração significativa do rácio ventilação/perfusão. (16).

Embora seja considerada uma doença respiratória, outros órgãos e sistemas podem ser afectados pela COVID-19, em particular a tiroide. De facto, a literatura tem destacado a relação estabelecida entre a COVID-19 e as várias perturbações do equilíbrio da tiroide desde o início desta pandemia. Neste contexto, procurámos avaliar a associação entre a COVID-19 e a função tiroideia, bem como o potencial das hormonas tiroideias para prever a gravidade da COVID-19.

Após a infeção pelo SARS-CoV-2, as perturbações da tiroide podem resultar principalmente de dois mecanismos: a invasão direta das glândulas endócrinas pelo vírus e a ação exercida por mediadores inflamatórios e células de resposta imunitária (17).

Na infeção direta, a enzima conversora de angiotensina 2 (ACE2) desempenha um papel importante na internalização do SARS-CoV-2 nas células hospedeiras, contribuindo significativamente para a patogénese da COVID-19. O vírus está equipado com uma glicoproteína spike, também conhecida como proteína Spike ou proteína S, composta por subunidades S1 e S2. Quando se liga à ACE2, a subunidade S1 separa-se do recetor ACE2, um processo que requer a presença da serina protease transmembranar 2 (TMPRSS2). Esta separação leva a uma mudança conformacional, facilitando a fusão da membrana e permitindo que o vírus entre nas células hospedeiras (18).

Estes receptores são amplamente expressos em vários tecidos, incluindo as células foliculares da tiroide, como sugerido pela análise molecular direta de amostras cirúrgicas de tecido da tiroide. Esta expressão torna a glândula tiroide suscetível a danos após a infeção com o SARS-CoV-2. A intrusão do vírus e a sua multiplicação dentro destas células pode causar danos celulares diretos, possivelmente levando à morte celular programada do tipo inflamatório (19).

Para além do impacto direto nas células da tiroide ou da hipófise, é crucial considerar outro processo potencial: as repercussões indirectas da resposta inflamatória desencadeada pela infeção por COVID-19 e mediada pelo sistema imunitário. A lesão imunomediada é desencadeada por uma variedade de células e citocinas. Recentemente, foram investigados os mecanismos da resposta imunitária à COVID-19, destacando-se a importância das células T CD4+ e CD8+ que visam diferentes alvos do SARS-CoV-2. Estas células desempenham um papel crucial no combate à infeção e também persistem na fase de resolução da doença. Além disso, um aumento do número de linfócitos T helper (Th) 17 e um rácio reduzido de linfócitos T reguladores em relação aos linfócitos Th17, combinados com níveis elevados de interleucina (IL)-6 no soro, podem contribuir para a libertação desproporcionada de citocinas frequentemente observada em indivíduos com uma forma grave da doença. Várias citocinas e quimiocinas, como a IL-1 beta, a IL-2, a IL-4, a IL-6, a IL-8, a IL-17, a IL-22, o fator de necrose tumoral alfa, o interferão gama, o fator estimulador de colónias de granulócitos, a proteína 10 induzida por IFN-gama e a proteína 1 quimioatraente de monócitos, poderiam também desempenhar um papel no desenvolvimento da COVID-19, em especial na sua forma grave.

Estas respostas, tanto celulares como humorais, ajudam a desencadear a reação inflamatória grave conhecida como "tempestade de citocinas", frequentemente associada a formas graves de doença e à síndrome de dificuldade respiratória aguda.

Como resultado deste desequilíbrio pronunciado no sistema imunitário, os doentes que sofrem de doenças auto-imunes da tiroide podem apresentar uma evolução clínica mais grave da COVID-19, atribuível a níveis inicialmente mais elevados de IL-6 e TNF-alfa no soro do que os indivíduos saudáveis. Ao mesmo tempo, o SARS-CoV-2 pode perturbar a imunotolerância em doentes predispostos, desencadeando uma nova manifestação de tiroidite imunomediada, agravando a doença da tiroide pré-existente ou induzindo uma recorrência (20,21).

Foram também notificadas perturbações da tiroide após a vacinação contra o SARS-CoV-2 (22). É de notar que, desde o início das campanhas de vacinação contra a COVID-19, alguns estudos mostraram o aparecimento de doenças da tiroide, em particular tiroidite. De acordo com uma revisão sistemática, a disfunção da tiroide ocorreu em média 11 dias após a vacinação (23). A fim de explicar a relação entre a vacinação contra a COVID-19 e as doenças da tiroide, o primeiro mecanismo proposto é a síndrome autoimune/inflamatória induzida por adjuvantes (24,25).

No entanto, há evidência de que os anticorpos para as proteínas do SARS-CoV-2 podem reagir de forma cruzada com antigénios tecidulares, incluindo a peroxidase da tiroide (26). No entanto, considerando que já foram administrados milhares de milhões de vacinas contra a COVID-19 em todo o mundo, a ocorrência de distiroidismo após a vacinação é um efeito secundário muito raro (22).

A incidência de distiroidismo no nosso estudo foi de 32,4%. O hipertiroidismo foi detectado em 105 casos (89%), enquanto o hipotiroidismo foi detectado em 13 casos (11%). A análise univariada revelou que o grupo de doentes com distiroidismo era mais grave: a pontuação SAPS II foi significativamente mais elevada. Da mesma forma, a utilização de ventilação mecânica, a administração de catecolaminas, a taxa de infecções nosocomiais e a ocorrência de ICD séptica foram significativamente mais elevadas. A mortalidade foi maior no grupo "Distiroidismo" (53,4% vs. 36,7%). Na análise multivariada, a terapêutica com corticosteróides e a anticoagulação preventiva foram factores independentemente associados ao distiroidismo.

No nosso estudo, a idade mediana dos doentes foi de 61 anos (IQR [51-68]).

De acordo com o estudo de Oliveira et al (227)o estudo de Grasselli et al (228)e o estudo de Yu et al (29)a idade mediana foi de 61 ±11 anos, 63 ±7 anos e 64 ±7 anos, respetivamente (**Quadro XXV**).

Quadro XXV: Variação da idade observada em indivíduos com COVID-19 de acordo com vários estudos

Estudo	País	Tamanho da amostra	Idade média
Grasselli et al [28]	Itália	3988	63 ±7
Oliveira et al [27]	Estados Unidos	1283	61 ±11
Yu et al [29]	China	226	64 ±7
O nosso estudo	Tunísia	364	61[51-68]

O nosso estudo revelou um predomínio do sexo masculino (56,9%) com um rácio entre sexos de 1,32. Os resultados apresentados num estudo do hospital militar Avicenne em Marraquexe (330) também revelaram um predomínio do sexo masculino (91,8% contra 8,2%) numa população de 318 doentes, com um rácio de sexo estimado em 11. O estudo de Yu et al (29) e Mutair et al (331) também revelaram uma predominância do sexo masculino, com um rácio entre os sexos de 1,59 e 8,09, respetivamente.

Esta suscetibilidade masculina foi objeto de um estudo italiano de Federico et al (332). O estudo centrou-se em dois parâmetros que desencadeiam a infeção por COVID-19: ACE2 e TMPRSS2, ambos influenciados pelo sexo. Em primeiro lugar, o gene que codifica a ACE2 é expresso no cromossoma X e é influenciado pelos níveis de estrogénio, o que explica o seu elevado nível nas mulheres. O seu papel é assegurar o bom funcionamento do sistema renina-angiotensina (RAS) em todos os sistemas envolvidos. Uma vez comprovada a infeção viral, o SRA tem uma ação vasodilatadora, anti-inflamatória e anti-fibrótica. Além disso, a diminuição dos níveis de androgénios na mulher contribui para manter um nível reduzido de TMPRSS2, o que representa um fator de proteção suplementar. Estes mecanismos explicam, portanto, o papel das hormonas e dos cromossomas sexuais na vulnerabilidade dos homens à infeção pelo SARS-CoV-2 (332).

A hipertensão (39,6%), seguida da diabetes (35,4%), foram as comorbilidades mais comuns no nosso estudo. De facto, a hipertensão estava presente em 55% e 42,5%, respetivamente, no estudo de Donamou et al. (333) e no de Yu et al (29). Enquanto que no estudo de Oliveira et al (27) e no estudo de Al Mutair et al (331)a diabetes estava presente em 41,2% e 43,8% dos casos, respetivamente.

De acordo com estudos efectuados em cuidados intensivos, a mortalidade foi superior a 50% nos doentes diabéticos e hipertensos. No estudo de Al Mutair et al (331)a taxa de mortalidade foi de 75% nos doentes diabéticos e de 81% nos doentes hipertensos. No estudo de Grasseli et al (228)a taxa de mortalidade dos diabéticos foi de 63,8% e a dos hipertensos de 58,5%.

De acordo com um estudo indiano publicado em 2020 (334) a diabetes, para além do seu papel na ocorrência de infeção, favorece a ocorrência de quatro fenómenos principais que se pensa contribuírem para a fisiopatologia da COVID-19 :

* Sobreexpressão da ACE2
* A sobreexpressão da furina, uma protease membranar que facilita
* entrada intracelular de coronavírus.
* Função prejudicada dos linfócitos T

❖ Aumento dos níveis de Interleucina 6

Não foram identificadas caraterísticas clínicas específicas para distinguir a COVID-19 de outras infecções respiratórias virais. No entanto, foram observadas várias manifestações clínicas, desde formas pouco sintomáticas a pneumonias sugestivas (com ou sem sinais de gravidade; SDRA, ou mesmo falência multivisceral). No entanto, as formas com sintomas digestivos e estados confusionais, inicialmente não febris, são frequentemente proeminentes nos idosos, de acordo com o estudo de Devaux et al. (335).

De acordo com o nosso estudo, os sinais funcionais mais frequentemente observados na admissão foram a dispneia (91%), a tosse (60%) e a febre (52%).

A dispneia foi observada em 90,4% dos casos no estudo de Hariyanto et al. (336) e observada em 84,9% dos casos no estudo de Al Mutair et al (331) na altura da admissão.

A tosse foi observada em 71,1% dos casos no estudo de Xu et al (337) e 81% no estudo de Donamou et al (333).

A febre foi registada em 40,5% e 71,1% dos casos, respetivamente, no estudo de Oliveira et al(227) no estudo de Saha et al (338). Pode estar ausente quando o doente é admitido e pode desenvolver-se durante a hospitalização como resultado da toma de antipiréticos em casa.

A taquicardia foi encontrada em 74% dos casos no estudo de Donamou (333) et al, em 4% dos casos no estudo de Yu et al (29). No nosso estudo, a taquicardia esteve presente em 20,9% dos casos.

Foi demonstrado que (39) que as pontuações SOFA, APACHE II e SAPS II são preditivas de mortalidade em doentes com COVID-19.

A maioria dos estudos efectuados na unidade de cuidados intensivos encontrou uma mediana de SOFA entre 4 e 6 no D1; a mediana de SOFA foi

de 6 nos estudos de Raschke et al (440)Jiqian et al (441) e Mitra et al (442).
No estudo de Schmidt et al (443)a mediana foi de 5. Uma mediana de 4 foi encontrada nos estudos de Yu et al (29) e Xu et al (337). Este resultado foi confirmado na nossa série, onde encontrámos uma mediana de SOFA de 4 pontos IQR [3-4].

As anomalias radiológicas mais caraterísticas na pneumonia causada pela COVID-19 são áreas de vidro fosco multifocais, bilaterais e assimétricas (80% dos casos). O envolvimento predomina tipicamente nas regiões periféricas, posteriores e basais. Geralmente não há síndrome micronodular, escavação, linhas septais ou adenomegalia mediastinal. (14,444).

Nas formas graves, as lesões são mais extensas e a proporção de condensação pulmonar é superior à do vidro despolido (445).

De acordo com Grillet et al, é necessário efetuar uma TAC torácica com injeção de contraste em doentes suspeitos com um quadro clínico grave ou com suspeita clínica de embolia pulmonar, a fim de excluir o diagnóstico de embolia pulmonar e de fazer o diagnóstico no caso de uma PCR negativa, mostrando imagens escanográficas típicas. (446).

Na nossa população de estudo, a linfopénia foi encontrada em 91,2% dos casos, com uma mediana de 800/mm3 IQR [600 - 1047]. Esta foi a anomalia hematológica mais comum observada nos vários estudos. De facto, de acordo com o estudo de Mitra et al (442) e Jiqian et al (447)a linfopenia foi observada na maioria dos doentes, com medianas de 800/mm3 IQR [500-1000] e 600/mm3 IQR [500-800], respetivamente.

O estudo de Yu et al (29) encontrou uma contagem mediana de leucócitos de 8540 /mm3 IQR [5890 - 12690] na admissão. Este foi também o caso no estudo de Xu et al (337)com uma mediana de 8300 /mm3 IQR [5600 -

10300]. No nosso estudo, no entanto, encontrámos uma mediana mais elevada de 10580/mm3 IQR [7500-15030].

As transaminases (ASAT e ALAT) foram estatisticamente mais elevadas nas formas graves de COVID-19 (48,49). Na nossa série, a citólise hepática foi registada em 45,9% dos casos (AST elevada) e 43,1% dos casos (ALT elevada). Enquanto que em Guan (550) a percentagem foi de 21,3%. Por outro lado, este resultado foi próximo de 31% na série de Zhou (551).

Na nossa série de estudos, foi observada hiper ureia em 47,5% e um aumento da creatinemia em 12,1% dos doentes, com medianas de 7,1 mmol/L IQR [5,125 - 10] e 63 µmol/L IQR [51 - 81], respetivamente. No estudo de Yu et al (30)os valores de ureia e creatinina aumentaram consideravelmente, com medianas de 7,34 mmol/L IQR [5,2- 14,1] e 64,2 µmol/L IQR [49 - 111,6] respetivamente.

Na literatura, o marcador de inflamação "CRP" estava aumentado na maioria dos doentes hospitalizados em cuidados intensivos. Na nossa série, a PCR mediana foi de 114 mg/L IQR [68,25 - 170]. Esse resultado foi próximo ao relatado no estudo de Oliveira et al(28) que foi de 115 mg/L IQR [59 - 186,3].

De um ponto de vista terapêutico, a percentagem de doentes que necessitam de ventilação mecânica invasiva difere de um estudo para outro: no nosso estudo, 49% dos doentes hospitalizados com COVID-19 tiveram VMI. No estudo de Schmidt et al (443) e Biccard et al (552)foram relatadas as percentagens respectivas de 63% e 40,1% de doentes com ventilação mecânica. Enquanto no estudo de Jiqian et al (441)apenas 18% dos doentes necessitaram de intubação.

As recomendações de tratamento variam de um país para outro, consoante o protocolo nacional estabelecido.

No entanto, os dados da literatura e da OMS concordam que os corticosteróides, em particular a dexametasona na dose de 6 mg/d durante 10 dias, reduziriam a taxa de mortalidade nos cuidados intensivos, em particular nos doentes que necessitam de oxigenação. (553).

Os corticosteróides têm propriedades anti-inflamatórias que podem ser úteis na inflamação sistémica desregulada. Os resultados de estudos clínicos sugerem fortemente que a terapia com corticosteróides pode ser eficaz na prevenção da deterioração clínica em pacientes com COVID-19. Especificamente, uma dose única diária de dexametasona (6 mg) durante 10 dias reduziu a mortalidade aos 28 dias em doentes que necessitavam de ventilação mecânica invasiva (553). Além disso, a inalação precoce de budesonida reduziu a probabilidade de cuidados médicos urgentes e o tempo de recuperação em doentes com COVID-19 ligeira (554). Também reduziu os internamentos hospitalares e as mortes em indivíduos sintomáticos com maior risco de complicações (555). Todos estes estudos demonstraram o efeito benéfico dos esteróides supra-renais na melhoria do resultado dos doentes com COVID-19.

Embora os glucocorticóides desempenhem um papel protetor na sobrevivência de alguns doentes. A produção excessiva de cortisol ou o tratamento prolongado com corticosteróides podem aumentar a mortalidade associada à COVID-19, induzindo uma deficiência imunitária, um risco acrescido de infecções oportunistas e o desenvolvimento de disfunção do eixo hipotálamo-hipófise (556). O uso prolongado ou mal controlado tem outros efeitos secundários graves, incluindo psicose, hiperglicemia e o desenvolvimento de insuficiência adrenal iatrogénica (557) Em particular, os doentes com doença grave que tenham recebido dexametasona correm um risco acrescido de insuficiência suprarrenal.

Para além do seu efeito benéfico na prevenção de complicações tromboembólicas, a heparina tem propriedades anti-inflamatórias.

De facto, uma revisão sistemática concluiu que a heparina pode reduzir a concentração de marcadores inflamatórios e melhorar a saúde dos doentes

(58, 59). Uma meta-análise revelou que o tratamento adjuvante com heparina de baixo peso molecular pode reduzir o risco de mortalidade aos 7 dias em 48% e o risco de mortalidade aos 28 dias em 37%, nomeadamente melhorando significativamente o rácio PaO2/FiO2 (a melhoria é particularmente significativa no subgrupo que recebe doses elevadas de HBPM ≥ 5000 unidades/dia) (58,660). A heparina pode, portanto, revelar-se benéfica em pacientes com COVID-19. De um ponto de vista fisiopatológico, a infeção por COVID-19 pode conduzir direta ou indiretamente à disfunção do endotélio vascular, aumentando assim o risco de trombose. O vírus entra nas células endoteliais principalmente através da ligação à ACE-2. O estudo de Varga et al mostrou a presença de elementos virais na célula endotelial e a inflamação endotelial conhecida como "endotelite". A ativação das células endoteliais pode ter dois efeitos principais. Resultará numa resposta imune inata bem coordenada através do recrutamento de células imunes, da sobreexpressão de moléculas quimiotácticas, de moléculas de adesão e da ativação de neutrófilos, monócitos e plaquetas. Paralelamente, quando o endotélio é disfuncional e inflamatório, vai expressar o fator tecidular, que é a chave para desencadear a cascata de coagulação. Estes dois fenómenos destinam-se a controlar as infecções e a reparar as lesões endoteliais. No entanto, podem tornar-se prejudiciais se forem excessivos e/ou não forem controlados pelo hospedeiro, levando a uma disfunção endotelial generalizada. Além disso, a tempestade de citocinas induzida, com elevada libertação de interleucina-6, interleucina-8 e fator de necrose tumoral alfa, que também promovem a expressão excessiva de fator tecidular, ativa a coagulação extrínseca. Da mesma forma, a hipoxemia grave é um fator de risco para a vasoconstrição pulmonar e complicações tromboembólicas. Por último, é de salientar que alguns doentes com COVID-19 desenvolveram anticorpos antifosfolípidos e apresentaram acidentes vasculares cerebrais com obstrução das artérias dos membros. Isto pode ser explicado pelo facto de os anticorpos anti-β2-glicoproteína I poderem também desempenhar um papel na coagulopatia, provocando um aumento dos mediadores pró-inflamatórios e das moléculas de adesão (661).

Na nossa série, os vasopressores foram administrados em 39,8% dos casos. O estudo de Oliveira et al (227) mostrou a necessidade de drogas vasopressoras em 72,5% dos casos, enquanto no estudo de Yu et al (29) e Donamou et al (333)apenas 21,2% e 9% dos casos, respetivamente. A insuficiência hemodinâmica é rara. É frequentemente secundária à hipovolémia ou a lesões cardíacas, ou ao colapso da ventilação.

O nosso estudo mostrou que a mediana da duração do internamento dos doentes nos cuidados intensivos era de 11 dias IQR [5,25-18]. Um estudo realizado em França durante a primeira vaga, entre 1 de março e 15 de junho, envolvendo 90 800 doentes, mostrou que a duração mediana do internamento hospitalar era de 20 dias quando o doente tinha estado em cuidados intensivos. Esta duração era reduzida para 8 dias se o doente tivesse apenas sido objeto de uma hospitalização convencional (662).

Na nossa série, 22,5% dos doentes desenvolveram insuficiência renal funcional. No entanto, de acordo com a coorte de 333 pacientes de Pei et al na China, a insuficiência renal desenvolveu-se em apenas 5% dos casos. (663). Esta diferença explica-se pela duração prolongada dos sintomas antes da consulta no nosso estudo.

Na nossa série de 364 doentes, verificámos que
7,6% de complicações tromboembólicas. Numa coorte holandesa que envolveu 184 doentes hospitalizados em cuidados intensivos, a probabilidade cumulativa de tromboembolismo venoso (TEV), sem rastreio sistemático mas com tromboprofilaxia, foi de 27% em cerca de 2 semanas de seguimento. O TEP foi a complicação mais frequente (25,8%). Uma coorte prospetiva francesa, realizada em várias unidades de cuidados

intensivos, registou uma taxa de TEV de 17%, apesar da tromboprofilaxia sistemática (664). Helms et al encontraram uma incidência de complicações tromboembólicas de 18% numa população de 150 doentes hospitalizados em unidades de cuidados intensivos (665).

No que respeita às complicações infecciosas (45, 666)a taxa de infecções nosocomiais em doentes com COVID-19 varia de um estudo para outro, oscilando entre 0,6% e 45%. As infecções adquiridas no hospital podem ser de origem bacteriana, viral ou fúngica. Durante a hospitalização, a infeção bacteriana pode ocorrer em 14% dos casos e parece fazer parte de um contexto nosocomial que envolve infecções por bactérias multirresistentes em séries em que a percentagem de doentes que tomam antibióticos é muito elevada. No estudo de Zhou et al, que envolveu 191 pacientes, 95% receberam antibióticos, enquanto uma complicação bacteriana bem definida só foi comprovada em 28 (15%) pacientes (667). Dos 99 doentes com COVID-19 descritos no estudo de Chen et al, 4 (4%) tinham infecções fúngicas nosocomiais, incluindo C. albicans e C. glabrata (668). Também foram registados casos de aspergilose pulmonar (69). No nosso estudo, não foram encontrados casos de infeção fúngica.

Na nossa série, o distiroidismo associado à infeção por COVID-19 foi de 32,4%. Na literatura, esta frequência varia entre 1,2 e 61,9%. Uma meta-análise publicada em outubro de 2022 mostrou que a prevalência de disfunção da tiroide entre 9707 doentes com COVID-19 era de 15%. (21). Num estudo indiano realizado por Dutta et al, que incluiu 236 doentes, o distiroidismo foi registado em 33,9% dos casos de SARS-CoV-2 (70). Khoo et al. (71)Lui et al. (72) e Siso-almirante et al. (73) relataram taxas de prevalência de 13,5%, 7,4% e 4,4%, respetivamente.

Quanto às comorbilidades, o nosso estudo não revelou diferenças entre os dois grupos. No entanto, num estudo prospetivo (74) realizado num dos hospitais de Hong Kong em doentes diagnosticados como seropositivos para a COVID-19 entre 21 de julho de 2020 e 20 de maio de 2021, verificou-se que os doentes que desenvolveram uma perturbação do equilíbrio da tiroide eram mais velhos e tinham mais comorbilidades, particularmente diabetes.

Durante a fase aguda, os doentes com distiroidismo apresentavam piores perfis biológicos: níveis mais elevados de leucócitos, factores pró-inflamatórios (CRP mais elevada) e parâmetros hematológicos mais baixos (incluindo contagens de linfócitos e plaquetas). (74,775). Este facto é coerente com o nosso estudo. É certo que é difícil explicar a relação entre a contagem de plaquetas e o aparecimento de perturbações da tiroide. No entanto, numerosos estudos realizados na população afetada pela COVID-19 revelaram que a trombocitopenia pode ser um marcador de inflamação e um fator de prognóstico desfavorável (76).

Estudos demonstraram que os doentes com TSH baixa têm uma temperatura mais elevada (77) e um pior prognóstico (60)Este facto não é consistente com a nossa investigação.

No nosso estudo, os doentes com distiroidismo apresentaram um quadro clínico mais grave; a pontuação SAPS II, a utilização de VMI, a ocorrência de ICD séptica e a utilização de fármacos vasoactivos foram significativamente mais elevadas. Um estudo indiano (78)que envolveu 100 doentes com COVID-19 hospitalizados na unidade de cuidados intensivos, constatou que aqueles que desenvolveram uma perturbação do equilíbrio da tiroide tinham uma pontuação APACHE II significativamente mais elevada. Além disso, de acordo com o estudo de Zou et al. (79)foi registada uma associação entre a disfunção da tiroide e a gravidade do quadro clínico (extensão da lesão pulmonar ≥50% em 24H ou 48H, utilização de VMI, ocorrência de CED). Isto pode ser explicado pelo facto de as hormonas da tiroide poderem afetar a força muscular (80). De facto, durante o hipotiroidismo, foi observada uma fraqueza reversível dos músculos respiratórios e uma disfunção diafragmática (81). Assim, os doentes que desenvolveram distiroidismo tinham uma probabilidade significativamente maior de necessitar de DHG ou IMV. Além disso, uma meta-análise (82) constatou que os doentes do grupo "Distiroidismo" apresentavam um quadro clínico mais grave (instabilidade hemodinâmica) e a fração de ejeção do ventrículo esquerdo era significativamente mais baixa ($52 \pm 10\%$ vs $56 \pm 8\%$; p<0,001). Estes resultados foram explicados pelo facto de as hormonas tiroideias, em particular a T3, estarem envolvidas na contração do miocárdio.

No nosso estudo, comparando os dois grupos, a extensão das lesões pulmonares na TC não foi significativa, mas o envolvimento parenquimatoso $\geq 50\%$ foi significativamente associado à mortalidade.
No estudo de Swistek et al, o distiroidismo foi associado à mortalidade em doentes positivos para a COVID-19 com 50% ou menos de envolvimento pulmonar. As curvas de Kaplan-Meier indicaram uma menor probabilidade de sobrevivência em doentes com disfunção da tiroide quando o envolvimento do parênquima pulmonar na TC era de 50% ou menos. Não foi encontrada qualquer diferença significativa para um envolvimento superior a 50%. (75).

É certo que na literatura a relação entre a ocorrência de choque sético e o distiroidismo tem sido objeto de muita discussão. A incidência de disfunção tiroideia foi maior em doentes hospitalizados com choque sético, o que é consistente com o nosso estudo. Este fenómeno é explicado por um conjunto de factores fisiopatológicos, incluindo lesão do eixo corticotrópico, tempestade de citocinas e lesão do eixo tireotrópico (83, 884).

A IRA tem sido objeto de algumas publicações na literatura como fator de prognóstico em doentes com COVID-19. Esta complicação também demonstrou ser um fator associado ao distiroidismo (85,86). A nossa série não confirmou estes resultados. A ocorrência de IRA foi comparável entre os dois grupos.

Na nossa população de estudo, a duração do internamento hospitalar foi comparável entre os dois grupos. Estes resultados contradizem um estudo polaco (75) que mostrou que os doentes com disfunção da tiroide tinham uma estadia hospitalar significativamente mais longa do que os doentes saudáveis (10,5 dias IQR [8-13] para o grupo "Distiroidismo" contra 9,5 dias IQR [7-12] para o grupo "Eutiroidismo"; p=0,003). Do mesmo modo, foi demonstrado que os doentes com COVID-19 que sofrem de disfunção da tiroide têm maior probabilidade de serem hospitalizados durante mais de 28 dias. (87). No entanto, não foi encontrada tal diferença num estudo semelhante (79,888).

O nosso estudo mostrou que o distiroidismo foi um fator preditivo de mortalidade em doentes com COVID-19. Estes resultados são confirmados pelos dados da literatura, que define os vários distúrbios do equilíbrio da tiroide como um fator de mau prognóstico (89,90)A ocorrência de distiroidismo foi associada à gravidade da doença. A sua prevalência foi de 6,2% nas formas ligeiras a moderadas contra 20,8% nas formas graves, com uma diferença estatisticamente significativa (64).

A gestão terapêutica era ainda um assunto controverso e nebuloso no contexto da COVID-19, na medida em que era ainda difícil determinar se a perturbação do equilíbrio da tiroide era um estado patológico ou um meio de adaptação do organismo (redução das necessidades metabólicas básicas em caso de agressão aguda). (91, 992).

Na literatura, os estudos clínicos publicados com o objetivo de avaliar o efeito da correção dos distúrbios da tiroide em doentes de cuidados intensivos apresentaram diferentes modalidades e resultados divergentes. Dois estudos distintos realizados por Brent GA(93) e Acker CG et al (94)que aplicaram protocolos terapêuticos diferentes, não foi observado qualquer efeito benéfico significativo na mortalidade em doentes que receberam terapia de substituição. Além disso, na série de Acker et al. (94), foi mesmo observado um aumento da mortalidade nos doentes que sofriam de insuficiência renal aguda após a administração de T4 (94).

De acordo com a Sociedade Francesa de Endocrinologia, o distiroidismo associado à infeção por COVID-19 no contexto dos cuidados intensivos tem sido descrito como transitório e com resolução espontânea na maioria dos casos; o equilíbrio da tiroide normalizará após a recuperação. No nosso estudo, confirmámos o diagnóstico e ajustámos o tratamento sem recorrer sistematicamente a fármacos antitiroideus ou à reposição hormonal. No entanto, foi importante não descurar a presença de tirotoxicose e reforçar a prevenção de complicações tromboembólicas nestes doentes Além disso, foi necessário efetuar um controlo da tiroide à distância.

No estudo multivariado, a corticoterapia com dexametasona foi considerada um fator preventivo. Os glucocorticóides interferem com o metabolismo das hormonas tiroideias, o que pode ser explicado pelo bloqueio da conversão periférica de T4 com alteração da secreção de TSH, pelo facto de os níveis circulantes de tiroxina poderem afetar o transporte de cortisol e a sua biodisponibilidade (95).

No estudo multivariado, a anticoagulação preventiva também foi considerada um fator independentemente associado ao distiroidismo. A coagulopatia resultou tanto da inflamação sistémica como de um mecanismo específico do SARS-CoV-2 através da inibição da ECA2 ou de danos endoteliais. Para além do efeito anticoagulante, a heparina fraccionada e não fraccionada deslocam as proteínas de ligação da hormona tiroideia, afectando assim as medições de fT4 e fT3 (95).

No entanto, é de salientar que o nosso estudo tem algumas limitações. Uma vez que o laboratório do Hospital Tahar Sfar em Mahdia apenas mede as hormonas FT4 e TSH, ficámos limitados por problemas técnicos na medição da FT3. Consequentemente, não nos foi possível detetar a ocorrência da "síndrome de T3 baixo". Uma vez solicitados, estes testes só são efectuados no momento da admissão. Isto impede-nos de observar as alterações dinâmicas da função tiroideia ao longo da doença. Por isso, medições repetidas das hormonas da tiroide em intervalos regulares aumentariam a validade destes resultados.

Também tem sido impossível evitar certos factores susceptíveis de interferir com a função tiroideia, nomeadamente os glucocorticóides e a heparina. Consequentemente, é por vezes difícil interpretar a função tiroideia e diferenciar o distiroidismo associado à infeção por COVID-19 das doenças primárias da tiroide.

O nosso estudo mostrou uma associação entre a disfunção da tiroide e a gravidade da COVID-19. De facto, são necessários mais estudos para compreender a importância prognóstica da disfunção da tiroide em casos graves de COVID-19 e para investigar abordagens terapêuticas para reduzir os maus resultados associados a esta condição clínica.

Por último, a literatura revela casos de tiroidite pós-viral subaguda. Por conseguinte, é necessário estar vigilante em casos de sintomas inespecíficos, por vezes referidos como "síndrome pós-doença", e questionar a necessidade de um exame da tiroide. Um estudo mais alargado e a longo prazo poderia complementar estas investigações.

CONCLUSÃO

A pandemia viral de COVID-19 perturbou a saúde mundial e causou uma enorme morbilidade e mortalidade. A doença, que apareceu pela primeira vez na China no final de 2019, infetou mais de 700 milhões de pessoas em todo o mundo, causando mais de 6 milhões de mortes.

O principal alvo do SARS-CoV-2 é invariavelmente o pulmão, causando pneumonia de gravidade variável. No entanto, a gama de doenças associadas é muito vasta. As manifestações clínicas variam desde uma infeção ligeiramente sintomática a uma pneumonia grave que requer oxigenoterapia, até a uma forma crítica que requer transferência para cuidados intensivos devido a SDRA, e a tempestade de citocinas tem por vezes causado múltiplas falhas viscerais.

A disfunção tiroideia em doentes com pneumonia por SARS-COV2 era uma entidade cada vez mais comum nas unidades de cuidados intensivos. No entanto, a sua incidência e impacto na mortalidade em doentes positivos para a COVID-19 foram pouco estudados na literatura.

Por conseguinte, realizámos um estudo prospetivo de centro único que incluiu 364 doentes internados na unidade de cuidados intensivos do Hospital Tahar Sfar em Mahdia para tratamento da pneumonia por SARS COV2 durante o período de setembro de 2020 a setembro de 2022.

O objetivo do nosso trabalho foi determinar a incidência de distiroidismo associado à infeção por COVID-19 e o seu impacto prognóstico.

A idade média dos nossos doentes foi de 61 anos, com um intervalo de confiança (IQR) de 51-68 anos. A maioria (34,9%) encontrava-se no grupo etário dos 60-69 anos. Eram predominantemente do sexo masculino, com um rácio de sexo de 1,32. A hipertensão (39,6%), seguida da diabetes (35,4%), foram as comorbilidades mais frequentes.

A incidência de distiroidismo no nosso estudo foi de 32,4%. O hipertiroidismo foi detectado em 105 casos (89%), enquanto o hipotiroidismo foi detectado em 13 casos (11%).

A mortalidade foi de 42,3%. As duas principais causas de morte foram a hipoxemia refractária (53,9%) e o choque refratário (34,9%).

A análise univariada revelou que o grupo de doentes com distiroidismo era mais grave: a pontuação SAPS II foi significativamente mais elevada. Da mesma forma, a utilização de ventilação mecânica, a administração de catecolaminas, a taxa de infecções nosocomiais e a ocorrência de ICD séptica foram significativamente mais elevadas. A mortalidade foi mais elevada no grupo "Distiroidismo" (53,4% vs. 36,7%).

Na análise multivariada, a terapia com corticosteróides e a anticoagulação preventiva foram factores independentemente associados ao distiroidismo.

São necessários estudos multicêntricos de maior escala para confirmar estes resultados. Além disso, para estudar a correlação entre a dinâmica hormonal anormal e a mortalidade durante a COVID-19, é necessário monitorizar a dinâmica das hormonas T3, T4 e TSH em diferentes intervalos de tempo.

BIBLIOGRAFIA

1   Bayarri VM, Sancho S, Campos C, Faus R, Simón JM, Porcar E, et al [A síndrome do doente eutiroideu na doença aguda grave]. Presse Medicale Paris Fr 1983. Nov 2007;36(11 Pt 1):1550-6.

2   Peeters RP. Doença não tiroideia: tratar ou não tratar? Ann Endocrinol. setembro de 2007;68(4):224-8.

3   Lu H, Stratton CW, Tang YW. Surto de pneumonia de etiologia desconhecida em Wuhan, China: O mistério e o milagre. J Med Virol. abril de 2020;92(4):401-2.

4.   Sohrabi C, Alsafi Z, O'Neill N, Khan M, Kerwan A, Al-Jabir A, et al. A Organização Mundial de Saúde declara emergência global: Uma revisão do novo coronavírus de 2019 (COVID-19). Int J Surg Lond Engl. abril de 2020;76:71-6.

5   Wu Z, McGoogan JM. Caraterísticas e lições importantes do surto da doença de Coronavirus 2019 (COVID-19) na China: Resumo de um relatório de 72,314 casos do Centro Chinês de Controle e Prevenção de Doenças. JAMA. 7 de abril de 2020;323(13):1239-42.

6   Ding Y, He L, Zhang Q, Huang Z, Che X, Hou J, et al. Distribuição de órgãos do coronavírus associado à síndrome respiratória aguda grave (SRA) (SARS-CoV) em doentes com SRA: implicações para a patogénese e vias de transmissão do vírus. J Pathol. junho de 2004;203(2):622-30.

7   Croce L, Gangemi D, Ancona G, Liboà F, Bendotti G, Minelli L, et al. A tempestade de citocinas e as alterações das hormonas da tiroide na COVID-19. J Endocrinol Invest. maio de 2021;44(5):891-904.

8   Takahashi T, Ellingson MK, Wong P, Israelow B, Lucas C, Klein J, et al. Diferenças sexuais nas respostas imunitárias subjacentes aos resultados da doença COVID-19. Natureza. dezembro de 2020;588(7837):315-20.

9   Knaus WA, Draper EA, Wagner DP, Zimmerman JE. APACHE II: um sistema de classificação da gravidade da doença. Crit Care Med. Out 1985;13(10):818-29.

10   Le Gall JR, Lemeshow S, Saulnier F. A new Simplified Acute Physiology Score (SAPS II) based on a European/North American multicenter study. JAMA. 22 Dec 1993;270(24):2957-63.

11. Aissaoui O, El-bouz M, Bousfiha AA, Gueddari W, Chlilek A. Sepsis in children: protocol for rapid referral to paediatric intensive care. Pan Afr Med J. 8 Jul 2021;39:189.

12. Thompson B, Moss M. Uma nova definição para a Síndrome da Angústia Respiratória Aguda. Semin Respir Crit Care Med. 11 de agosto de 2013;34(04):441-7.

13. Khwaja A. Diretrizes de Prática Clínica KDIGO para a Lesão Renal Aguda. Nephron Clin Pract. 7 de agosto de 2012;120(4):c179-84.

14. Mahsouli A, Grillo M, Amini N, Acid S, Coche E, Ghaye B. Imagem torácica de COVID-19. Louvain Med 2020 maio-junho; 139 (05-06): 360-367

15 Lodé B, Jalaber C, Orcel T, Morcet-Delattre T, Crespin N, Voisin S, et al. Imagiologia da pneumonia COVID-19. J Imag Diagn Interv. setembro de 2020;3(4):249-58.

16 Tang X, Du RH, Wang R, Cao TZ, Guan LL, Yang CQ, et al. Comparação de pacientes hospitalizados com SDRA causada por COVID-19 e H1N1. Chest. julho de 2020;158(1):195-205.

17.   Gorini F, Bianchi F, Iervasi G. COVID-19 e Tiroide: Progressos e Perspectivas.

Int J Environ Res Public Health. 11 de setembro de 2020;17(18):6630.

18. Lam SD, Bordin N, Waman VP, Scholes HM, Ashford P, Sen N, et al. Prevê-se que a proteína spike do SARS-CoV-2 forme complexos com ortólogos da proteína recetora do hospedeiro de uma vasta gama de mamíferos. Sci Rep. 5 de outubro de 2020;10(1):16471.

19 Rotondi M, Coperchini F, Ricci G, Denegri M, Croce L, Ngnitejeu ST, et al. Deteção de mRNA ACE-2 do recetor SARS-COV-2 em células da tireoide: uma pista para tireoidite subaguda relacionada ao COVID-19. J Endocrinol Invest. maio de 2021;44(5):1085-90.

20 Lisco G, De Tullio A, Jirillo E, Giagulli VA, De Pergola G, Guastamacchia E, et al. Thyroid and COVID-19: a review on pathophysiological, clinical and organizational aspects. J Endocrinol Invest. 25 de março de 2021;44(9):1801-14.

21 Mukhtar N, Bakhsh A, Alreshidi N, Aljomaiah A, Aljamei H, Alsudani N, et al. Infeção por COVID-19 e função tiroideia. Endocr Metab Sci. junho de 2022;7-8:100122.

22 Rossetti CL, Cazarin J, Hecht F, Beltrão FE de L, Ferreira ACF, Fortunato RS, et al. COVID-19 e função tiroideia: O que sabemos até agora? Front Endocrinol. 2022;13:1041676.

23 Caironi V, Pitoia F, Trimboli P. Thyroid Inconveniences With Vaccination Against SARS-CoV-2: The Size of the Matter. Uma revisão sistemática. Front Endocrinol. 2022;13:900964.

24	Ippolito S, Gallo D, Rossini A, Patera B, Lanzo N, Fazzino GFM, et al. Tireoidite subaguda associada à vacina SARS-CoV-2: percepções de uma revisão sistemática. J Endocrinol Invest. junho de 2022;45(6):1189-200.

25	Vera-Lastra O, Ordinola Navarro A, Cruz Domiguez MP, Medina G, Sánchez Valadez TI, Jara LJ. Dois casos de doença de Graves após vacinação contra SARS-CoV-2: uma síndrome autoimune/Inflamatória induzida por adjuvantes. Thyroid Off J Am Thyroid Assoc. Sept 2021;31(9):1436-9.

26.	Vojdani A, Kharrazian D. Potencial reatividade antigénica cruzada entre o SARS-CoV-2 e o tecido humano com uma possível ligação a um aumento das doenças auto-imunes. Clin Immunol Orlando Fla. agosto de 2020;217:108480.

27	Oliveira E, Parikh A, Lopez-Ruiz A, Carrilo M, Goldberg J, Cearras M, et al. Resultados da UTI e sobrevivência em pacientes com COVID-19 grave no maior sistema de saúde da Flórida central. PloS One. 2021;16(3):e0249038.

28	Grasselli G, Greco M, Zanella A, Albano G, Antonelli M, Bellani G, et al. Factores de risco associados à mortalidade entre pacientes com COVID-19 em unidades de cuidados intensivos na Lombardia, Itália. JAMA Intern Med. 1 de outubro de 2020;180(10):1345-55.

29.	Yu Y, Xu D, Fu S, Zhang J, Yang X, Xu L, et al. Pacientes com COVID-19 em 19 UTIs em Wuhan, China: um estudo transversal. Crit Care Lond Engl. 14 de maio de 2020;24(1):219.

30.	Elmadkouri H. Covid-19 à l'hôpital Militaire Avicenne de Marrakech, Maroc : Bases virologiques, épidémiologiques, cliniques et évolutives [tese de doutoramento]. Faculdade de Medicina e Farmácia de Marraquexe; 2021.

31	Al Mutair A, Al Mutairi A, Zaidi ARZ, Salih S, Alhumaid S, Rabaan AA, et al. Preditores clínicos de mortalidade por COVID-19 entre pacientes em unidades de terapia intensiva: um estudo retrospetivo. Int J Gen Med. 2021;14:3719-28.

32	Foresta C, Rocca MS, Di Nisio A. Suscetibilidade de género à COVID-19: uma revisão do papel putativo das hormonas sexuais e do cromossoma X. J Endocrinol Invest. 2021;44(5):951-6.

33.	Donamou J, Bangoura A, Camara LM, Camara D, Traoré DA, Abékan RJM, et al. Caraterísticas epidemiológicas e clínicas dos pacientes com COVID-19 admitidos nos cuidados intensivos do Hospital Donka em Conacri, Guiné: estudo descritivo dos primeiros 140 casos hospitalizados. Anesth Réanimation. março de 2021;7(2):102-9.

34 Singh AK, Gupta R, Ghosh A, Misra A. Diabetes em COVID-19: Prevalência, fisiopatologia, prognóstico e considerações práticas. Diabetes Metab Syndr. 2020;14(4):303-10.

35 Desvaux É, Faucher JF. Covid-19: aspectos clínicos e principais elementos de gestão. Rev Francoph Lab. Nov 2020;2020(526):40-7.

36 Hariyanto H, Yahya CQ, Aritonang RCA. COVID-19 grave na unidade de terapia intensiva: uma série de casos. Relatórios de casos J Med. 3 de maio de 2021;15(1):259.

37. Xu Y, Xu Z, Liu X, Cai L, Zheng H, Huang Y, et al. Achados clínicos de pacientes com COVID-19 admitidos em unidades de terapia intensiva na província de Guangdong, China: um estudo multicêntrico, retrospetivo e observacional. Front Med. 2020;7:576457.

38. SAHA A, AHSAN MM, QUADER TU, SHOHAN MUS, NAHER S, DUTTA P, et al. Caraterísticas, gestão e resultados de pacientes criticamente doentes com COVID-19 admitidos na UTI em hospitais em Bangladesh: um estudo retrospetivo. J Prev Med Hyg. 29 de abril de 2021;62(1):E33-45.

39 Monk M, Torres J, Vickery K, Jayaraman G, Sarva ST, Kesavan R. A Comparison of ICU Mortality Scoring Systems Applied to COVID-19. Cureus. 15(2):e35423

40 Raschke RA, Agarwal S, Rangan P, Heise CW, Curry SC. Precisão discriminante da pontuação SOFA para determinar a mortalidade provável de pacientes com pneumonia COVID-19 que requerem ventilação mecânica. JAMA. 13 de abril de 2021;325(14):1469-70.

41. Xu J, Yang X, Yang L, Zou X, Wang Y, Wu Y, et al. Curso clínico e preditores de mortalidade em 60 dias em 239 pacientes criticamente enfermos com COVID-19: um estudo retrospetivo multicêntrico de Wuhan, China. Crit Care Lond Engl. 6 Jul 2020;24(1):394.

42 Mitra AR, Fergusson NA, Lloyd-Smith E, Wormsbecker A, Foster D, Karpov A, et al. Caraterísticas de base e resultados de pacientes com COVID-19 admitidos em unidades de terapia intensiva em Vancouver, Canadá: uma série de casos. CMAJ Can Med Assoc J J Assoc Medicale Can. 29 de junho de 2020;192(26):E694-701.

43 Grupo COVID-ICU em nome da Rede REVA e dos Investigadores COVID-ICU. Caraterísticas clínicas e resultados do dia 90 de 4244 adultos gravemente enfermos com COVID-19: um estudo de coorte prospetivo. Intensive Care Med. Jan 2021;47(1):60-73.

44   Lodé B, Jalaber C, Orcel T, Morcet-Delattre T, Crespin N, Voisin S, et al. Imagiologia da pneumonia COVID-19. J Imag Diagn Interv. setembro de 2020;3(4):249.

45   Relatório sobre a atualização da gestão dos doentes com Covid-19. Alto Conselho da Saúde Pública. julho de 2020

46. Verity R, Okell LC, Dorigatti I, Winskill P, Whittaker C, Imai N, et al. Estimativas da gravidade da doença do coronavírus 2019: uma análise baseada em modelos. Lancet Infect Dis. junho de 2020;20(6):669-77.

47. Xu J, Yang X, Yang L, Zou X, Wang Y, Wu Y, et al. Curso clínico e preditores de mortalidade em 60 dias em 239 pacientes criticamente enfermos com COVID-19: um estudo retrospetivo multicêntrico de Wuhan, China. Crit Care Lond Engl. 6 Jul 2020;24(1):394.

48   Zhang C, Shi L, Wang FS. Lesão hepática no COVID-19: gestão e desafios. Lancet Gastroenterol Hepatol. maio de 2020;5(5):428-30.

49. Ayanian S, Reyes J, Lynn L, Teufel K. A associação entre biomarcadores e resultados clínicos na nova pneumonia por coronavírus numa coorte dos EUA. Biomark Med. agosto de 2020;14(12):1091-7.

50. Guan W jie, Ni Z yi, Hu Y, Liang W hua, Ou C quan, He J xing, et al. Caraterísticas clínicas da doença de Coronavírus 2019 na China. N Engl J Med. 30 de abril de 2020;382(18):1708-20.

51. Zhou F, Yu T, Du R, Fan G, Liu Y, Liu Z, et al. Curso clínico e factores de risco para a mortalidade de adultos internados com COVID-19 em Wuhan, China: um estudo de coorte retrospetivo. Lancet Lond Engl. 28 de março de 2020;395(10229):1054-62.

52   Investigadores do Estudo Africano sobre os Resultados dos Cuidados Críticos da COVID-19 (ACCCOS). Cuidados com o paciente e resultados clínicos para pacientes com infeção por COVID-19 admitidos em unidades africanas de cuidados intensivos ou de cuidados intensivos (ACCCOS): um estudo de coorte multicêntrico, prospetivo e observacional. Lancet Lond Engl. 22 de maio de 2021;397(10288):1885-94.

53   Grupo Colaborativo RECOVERY, Horby P, Lim WS, Emberson JR, Mafham M, Bell JL, et al. Dexametasona em pacientes hospitalizados com Covid-19. N Engl J Med. 25 de fevereiro de 2021; 384 (8): 693-704.

54. Ramakrishnan S, Nicolau DV, Langford B, Mahdi M, Jeffers H, Mwasuku C, et al. Budesonida inalada no tratamento da COVID-19 precoce (STOIC): um ensaio clínico aleatório de fase 2, aberto. Lancet Respir Med. Jul 2021;9(7):763-72.

55. Yu LM, Bafadhel M, Dorward J, Hayward G, Saville BR, Gbinigie O, et al. Budesonida inalada para COVID-19 em pessoas com alto risco de complicações na comunidade no Reino Unido (PRINCIPLE): um ensaio randomizado, controlado, aberto e de plataforma adaptativa. The Lancet. setembro de 2021;398(10303):843-55.

56. Chifu I, Detomas M, Dischinger U, Kimpel O, Megerle F, Hahner S, et al. Gestão de Pacientes com Doenças Relacionadas com Glucocorticóides e COVID-19. Front Endocrinol. 2021;12:705214.

57 Alexaki VI, Henneicke H. O papel dos glicocorticóides no manejo do COVID-19. Horm Metab Res Horm Stoffwechselforschung Horm Metab. Jan 2021;53(1):9-15.

58. Abdessamad DAOUI, Profil épidémiologique, clinique et biologique des patients COVID-19 hospitalisés au CHR Hassan II d'Agadir, July 2021.

59. Mousavi S, Moradi M, Khorshidahmad T, Motamedi M. Efeitos anti-inflamatórios da heparina e seus derivados: uma revisão sistemática. Adv Pharmacol Sci. 2015;2015:507151.

60 Matera MG, Rogliani P, Calzetta L, Cazzola M. Manejo farmacológico de pacientes COVID-19 com ARDS (CARDS): Uma revisão narrativa. Respir Med. setembro de 2020;171:106114.

61 Tazi Mezalek Z. COVID-19: coagulopatia e trombose. Rev Med Interne. Fev. 2021;42(2):93-100.

62. Evolução hospitalar dos doentes com Covid-19 durante a primeira vaga da epidemia. Os dossiês da DREES n. º 67, outubro de 2020

63. Hirsch JS, Ng JH, Ross DW, Sharma P, Shah HH, Barnett RL, et al. Lesão renal aguda em pacientes hospitalizados com COVID-19. Kidney Int. julho de 2020;98(1):209-18.

64. Pei G, Zhang Z, Peng J, Liu L, Zhang C, Yu C, et al. Envolvimento Renal e Prognóstico Precoce em Pacientes com Pneumonia por COVID-19. J Am Soc Nephrol JASN. junho de 2020;31(6):1157-65.

65 Casini A, Fontana P, Glauser F, Robert-Ebadi H, Righini M, Blondon M. Venous thrombotic risk induced by SARS-CoV-2: prevalence, recommendations and outlook. Rev Médicale Suisse. 2020;16(692):951-4.

66 Lai CC, Wang CY, Hsueh PR. Co-infecções entre pacientes com COVID-19: A necessidade de terapia combinada com agentes não anti-SARS-CoV-2? J Microbiol Immunol Infect. agosto de 2020;53(4):505-12.

67. Zhou F, Yu T, Du R, Fan G, Liu Y, Liu Z, et al. Curso clínico e fatores de risco para mortalidade de pacientes adultos internados com COVID-19 em Wuhan,

China: um estudo de coorte retrospetivo. Lancet Lond Engl. 28 de março de 2020;395(10229):1054-62.

68. Chen N, Zhou M, Dong X, Qu J, Gong F, Han Y, et al. Caraterísticas epidemiológicas e clínicas de 99 casos de pneumonia por novo coronavírus de 2019 em Wuhan, China: um estudo descritivo. Lancet Lond Engl. 15 de fevereiro de 2020;395(10223):507-13.

69 Lescure FX, Bouadma L, Nguyen D, Parisey M, Wicky PH, Behillil S, et al. Dados clínicos e virológicos dos primeiros casos de COVID-19 na Europa: uma série de casos. Lancet Infect Dis. junho de 2020;20(6):697-706.

70. Dutta A, Jevalikar G, Sharma R, Farooqui KJ, Mahendru S, Dewan A, et al. Low FT3 is an independent marker of disease severity in patients hospitalized for COVID-19. Endocr Connect. 11 Nov 2021;10(11):1455.

71 Khoo B, Tan T, Clarke SA, Mills EG, Patel B, Modi M, et al. Função tireoidiana antes, durante e depois do COVID-19. J Clin Endocrinol Metab. 23 de janeiro de 2021; 106 (2): e803-11.

72. Lui DTW, Lee CH, Chow WS, Lee ACH, Tam AR, Fong CHY, et al. Disfunção tireoidiana em relação ao perfil imunológico, estado da doença e resultado em 191 pacientes com COVID-19. J Clin Endocrinol Metab. 23 de janeiro de 2021; 106 (2): e926-35.

73. Sisó-Almirall A, Kostov B, Mas-Heredia M, Vilanova-Rotllan S, Sequeira-Aymar E, Sans-Corrales M, et al. Factores de prognóstico em doentes espanhóis com COVID-19: uma série de casos de Barcelona. PLoS ONE. 21 de agosto de 2020;15(8):e0237960.

74. Lui DTW, Lee CH, Chow WS, Lee ACH, Tam AR, Cheung CYY, et al. Desenvolvimento de uma pontuação de previsão (ThyroCOVID) para identificar a função tiroideia anormal em doentes com COVID-19. J Endocrinol Invest. 13 Jul 2022;45(11):2149-56.

75 .Świstek M, Broncel M, Gorzelak-Pabiś P, Morawski P, Fabiś M, Woźniak E. Síndrome do doente eutireoidiano como indicador prognóstico de envolvimento pulmonar COVID-19, associado a pior prognóstico da doença e aumento da mortalidade. Prática endócrina fora do J Am Coll Endocrinol Am Assoc Clin Endocrinol. maio de 2022; 28 (5): 494-501.

76 Yang X, Yang Q, Wang Y, Wu Y, Xu J, Yu Y, et al. Trombocitopenia e sua associação com a mortalidade em pacientes com COVID-19. J Thromb Haemost JTH. junho de 2020;18(6):1469-72.

77. Lui DTW, Fung MMH, Chiu KWH, Lee CH, Chow WS, Lee ACH, et al. Cargas virais SARS-CoV-2 mais elevadas correlacionadas com volumes mais

pequenos da tiroide na ecografia entre os sobreviventes masculinos da COVID-19. Endocrine. 2021;74(2):205-14.

78. Mahashabde M, Murukoti SR, Chaudhary G, Kanchi G, Patil R. Estudo das funções tireoidianas em pacientes criticamente enfermos internados na Unidade de Terapia Intensiva Médica e sua correlação com a Fisiologia Aguda de Pontuação de Cuidados Críticos e Avaliação de Saúde Crônica III. J Assoc Physicians India. Jul 2022;70(7):11-2.

79 Zou R, Wu C, Zhang S, Wang G, Zhang Q, Yu B, et al. Síndrome do doente eutiroideu em pacientes com COVID-19. Front Endocrinol. 2020;11:566439.

80. Boelen A, Kwakkel J, Fliers E. Beyond low plasma T3: local thyroid hormone metabolism during inflammation and infection. Endocr Rev. Oct 2011;32(5):670-93.

81 Siafakas NM, Salesiotou V, Filaditaki V, Tzanakis N, Thalassinos N, Bouros D. Respiratory muscle strength in hypothyroidism. Chest. julho de 1992;102(1):189-94.

82 Chang CY, Chien YJ, Lin PC, Chen CS, Wu MY. Síndrome da Doença Não Tireoidiana e Hipotireoidismo na População com Doença Cardíaca Isquêmica: Uma Revisão Sistemática e Meta-Análise. J Clin Endocrinol Metab. 1 de agosto de 2020;105(8):dgaa310.

83 Mönig H, Arendt T, Meyer M, Kloehn S, Bewig B. Ativação do eixo hipotálamo-pituitária-adrenal em resposta a doenças sépticas ou não sépticas - implicações para a síndrome do doente eutiroideu. Intensive Care Med. Dez 1999;25(12):1402-6.

84 Castro I, Quisenberry L, Calvo RM, Obregon MJ, Lado-Abeal J. A síndrome da doença não tireoidiana do choque sético causa hipotireoidismo e condições para reduzir a sensibilidade ao hormônio tireoidiano. J Mol Endocrinol. abril de 2013;50(2):255-66.

85. Ertuğlu LA, Kanbay A, Afşar B, Elsürer Afşar R, Kanbay M. COVID-19 e lesão renal aguda. Tuberk Ve Toraks. dezembro de 2020; 68 (4): 407-18.

86 Tognini S, Marchini F, Dardano A, Polini A, Ferdeghini M, Castiglioni M, et al. Non-thyroidal illness syndrome and short-term survival in a hospitalised older population. Age Ageing. Jan 2010;39(1):46-50.

87. Zhang Y, Lin F, Tu W, Zhang J, Choudhry AA, Ahmed O, et al. A disfunção da tiroide pode estar associada a maus resultados em pacientes com COVID-19. Mol Cell Endocrinol. 5 de fevereiro de 2021;521:111097.

88 Schwarz Y, Percik R, Oberman B, Yaffe D, Zimlichman E, Tirosh A. Síndrome do doente eutireoidiano na apresentação de pacientes com COVID-

19: um marcador potencial para a gravidade da doença. Endocr Pract. Feb 2021;27(2):101-9.

89 Croce L, Gangemi D, Ancona G, Liboà F, Bendotti G, Minelli L, et al. A tempestade de citocinas e as alterações das hormonas da tiroide na COVID-19. J Endocrinol Invest. maio de 2021;44(5):891-904.

90. Lui DTW, Lee CH, Chow WS, Lee ACH, Tam AR, Fong CHY, et al. Papel da síndrome de doença não tireoidiana na previsão de resultados adversos em pacientes com COVID-19 predominantemente de gravidade leve a moderada. Clin Endocrinol (Oxf). setembro de 2021;95(3):469-77.

91 Warner MH, Beckett GJ. Mechanisms behind the non-thyroidal illness syndrome: an update. J Endocrinol. 1 Abr 2010;205(1):1-13.

92 Lechan RM. O dilema da Síndrome da Doença Não Tireoidiana. Ata Bio-Medica Atenei Parm. Dez 2008;79(3):165-71.

93 Brent GA, Hershman JM. Thyroxine Therapy in Patients with Severe Nonthyroidal Illnesses and Low Serum Thyroxine Concentration* (Terapia com tiroxina em pacientes com doenças não tireoidianas graves e baixa concentração sérica de tiroxina*). J Clin Endocrinol Metab. julho de 1986;63(1):1-8.

94 Acker CG, Singh AR, Flick RP, Bernardini J, Greenberg A, Johnson JP. A trial of thyroxine in acute renal failure. Kidney Int. 1 Jan 2000;57(1):293-8.

95. Tian Y, Zhao J, Wang T, Wang H, Yao J, Wang S, et al. As doenças da tiroide estão associadas à infeção por coronavírus 2019. Front Endocrinol. 2 Sep 2022;13:952049.

ANEXO

Anexo I: Valores de referência utilizados para interpretar os resultados biológicos

Balanço	Valor de referência
Hiperleucocitose (elementos/mm³)	>11000
Leucopénia (elementos/mm³)	<4000
Linfopenia (elementos/mm³)	<1500
Trombocitopenia (elementos/mm³)	< 150 (10*3/mm3)
Trombocitose (elementos/mm³)	>400 (10*3/mm3)
TP diminuiu (%) (elementos/mm³)	<70
PCR elevada (mg/L)	<6
Hiper uraemia (mmol/L)	>7.5
Hiper-creatininemia (µmol/L)	Apuramento por idade
AST (UI/l)	Entre 8 e 30 anos: homens Entre 6 e 25 anos: mulheres
ALT (UI/l)	Entre 8 e 30 anos: homens Entre 6 e 25 anos: mulheres.
Hipocaliémia (mmol/L)	< 3.5
Hipercaliemia (mmol/L)	>5.5
Hipo-natremia (mmol/L)	< 135
Hipernatremia (mmol/L)	>145
TSH (mIU/L)	0.3 - 5.6
FT4 (pmol/L)	7.8-14.8
pH do sangue arterial	7.38-7.42
Saturação de oxigénio (sO2) (%)	95-100
Pressão parcial de dióxido de carbono (PCO2) (mm Hg)	38-42
pressão parcial de oxigénio (PaO2) (mm Hg)	80-100
Bicarbonato (HCO3) (mmol/l)	22-26
Lactatos (mmol/l)	1-1.5

Resumo

Para além do seu tropismo respiratório, a covid-19 pode causar sintomas sistémicos, incluindo danos na tiroide. O objetivo do nosso trabalho foi estudar a incidência de disfunção da tiroide em doentes com pneumonia por SARS-COV-2 e o seu impacto prognóstico. Trata-se de um estudo prospetivo que incluiu doentes internados por pneumonia por covid-19 entre setembro de 2020 e agosto de 2022 e que apresentavam uma perturbação do equilíbrio da tiroide. Foram incluídos 364 pacientes. A incidência de distiroidismo foi de 32,4% (89% hipertiroidismo e 11% hipotiroidismo). O score SAPS II, a utilização de ventilação mecânica, a administração de catecolaminas, a taxa de infecções nosocomiais, a ocorrência de ICD séptica e a mortalidade foram significativamente mais elevados no grupo com distiroidismo. Na análise multivariada, a terapia com corticosteróides e a anticoagulação preventiva foram factores independentemente associados ao distiroidismo. Estudos maiores e de longo prazo poderiam complementar este trabalho.

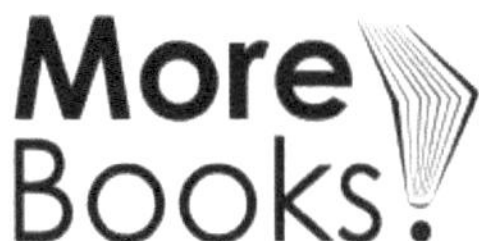

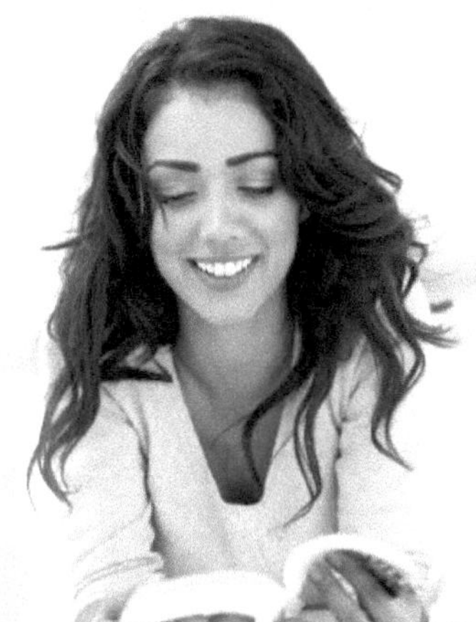

I want morebooks!

Buy your books fast and straightforward online - at one of world's fastest growing online book stores! Environmentally sound due to Print-on-Demand technologies.

Buy your books online at
www.morebooks.shop

Compre os seus livros mais rápido e diretamente na internet, em uma das livrarias on-line com o maior crescimento no mundo! Produção que protege o meio ambiente através das tecnologias de impressão sob demanda.

Compre os seus livros on-line em
www.morebooks.shop

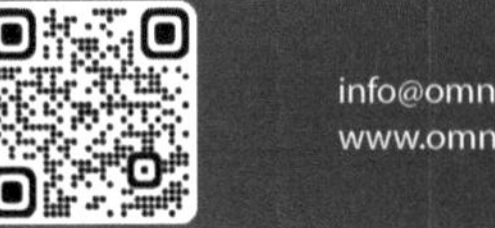

info@omniscriptum.com
www.omniscriptum.com

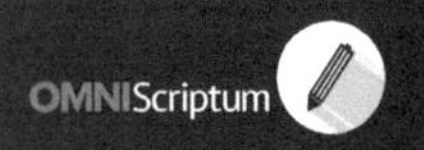

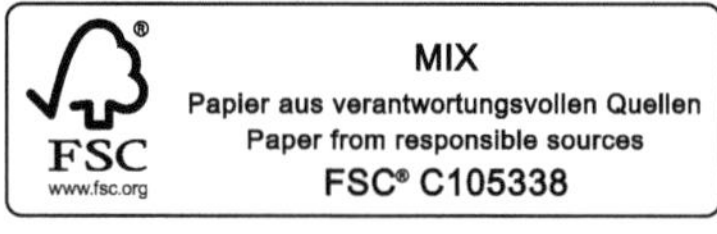

Printed by Books on Demand GmbH, Norderstedt / Germany